Heilerde

ECON Ratgeber
Gesundheit

Gerhard Leibold

# Heilerde

## Wirkungen, Heilanzeigen und richtige Anwendung

ETB
ECON Taschenbuch Verlag

Im ECON Taschenbuch Verlag sind von Gerhard Leibold erschienen:
Gesund und fit durch Ballaststoffe (ETB 20082)
Risikofaktor Cholesterin (ETB 20083)
Die Schilddrüse (ETB 20106)
Körpertherapie (ETB 20114)
Das Kreuz mit dem Kreuz (ETB 20133)
Die Tage davor (ETB 20152)
Vitamin E (ETB 20162)
Naturheilkunde bei Kinderkrankheiten (ETB 20190)
Enzyme (ETB 20200)
Lebensfreude trotz Leistungsdruck (ETB 20208)
Schuppenflechte (ETB 20222)
Nie mehr Verstopfung (20250)
Krampfadern und Hämorrhoiden (ETB 20257)
Vitamin B (ETB 20268)
Heiltees (ETB 20293)
Akne (ETB 20310)
Magersucht (ETB 20317)

CIP-Kurztitelaufnahme der Deutschen Bibliothek

**Leibold, Gerhard:**
Heilerde: Wirkungen, Heilanzeigen u. richtige Anwendung / Gerhard Leibold.
Orig.-Ausg. – Düsseldorf: ECON Taschenbuch Verlag, 1988.
(ETB 20349; ECON Ratgeber: Gesundheit)
ISBN 3-612-20349-5


Originalausgabe

© ECON Taschenbuch Verlag GmbH, Düsseldorf
Februar 1988
Umschlagentwurf: Ludwig Kaiser
Titelfoto: Photo-Design-Studio Gerhard Burock
Zeichnungen: Susanne Ueber
Die Ratschläge in diesem Buch sind von Autor und Verlag sorgfältig erwogen und
geprüft; dennoch kann eine Garantie nicht übernommen werden. Eine Haftung des
Autors bzw. des Verlags und seiner Beauftragten für Personen-, Sach- und Vermö-
gensschäden ist ausgeschlossen.
Satz: Formsatz GmbH, Diepholz
Druck und Bindearbeiten: Ebner Ulm
Printed in Germany
ISBN 3-612-20349-5

# Inhaltsverzeichnis

# Vorwort

Fangopackungen, Wickel mit Heilerde oder Moorbäder – passen denn solche »antiquierten« Heilverfahren überhaupt noch in die heutige Zeit? Uns stehen doch viel wirksamere und bequemere Therapiemethoden zur Verfügung, mit denen sich auch starke Beschwerden rasch unterdrücken lassen.

Auf den ersten Blick erscheint dieser häufige Einwand gegen die Heilerdebehandlung stichhaltig. Die vielen Krankheiten, bei denen sie angezeigt ist, lassen sich in der Tat auch auf andere, weniger »umständliche« Weise lindern. Aber der Preis für diese scheinbar viel wirksamere Therapie durch chemische Arzneimittel kann viel zu hoch sein. Davon wissen zum Beispiel Rheumatiker ein Lied zu singen, denn sie leiden nicht selten viel stärker unter den unerwünschten Nebenwirkungen der chemischen Arzneimittel als unter ihrer Erkrankung und dürfen trotzdem nicht auf bleibende Besserung, geschweige denn Heilung hoffen. Ähnlich verhält es sich bei vielen anderen Krankheiten, bei denen die Heilerden zur alleinigen oder ergänzenden Behandlung empfohlen werden.

Der Vorteil von Fango, Heilerde, Moor und ähnlichen Anwendungen besteht zunächst darin, daß auch bei längerem Gebrauch, der bei chronischen Gesundheitsstörungen erforderlich ist, grundsätzlich keine unerwünschten Begleiterscheinungen zu befürchten sind (das setzt allerdings voraus, daß die Therapie richtig durchgeführt und ihre wenigen Gegenanzeigen beachtet werden). Darüber hinaus gilt für heilende Erde – wie für alle Naturheilmittel –, daß sie nicht nur Symptome unterdrücken, sondern vor allem die körpereigenen Selbstheilungskräfte anregen. Der Körper wird dann aus eigener Kraft mit den Krankheitsursachen fertig.

So läßt sich völlige Heilung erreichen, während viele chemische Arzneimittel nur für einige Zeit die Beschwerden unterdrücken können; nach ihrem Absetzen kommt es deshalb bald wieder zur gleichen oder einer anderen Erkrankung.

Natürlich darf man auch von der Heilkraft der Erden keine Wunder erwarten. Bei chronischen, über Jahre oder Jahrzehnte verschleppten Erkrankungen können auch sie oft nur noch lindern und die zu weit fortgeschrittenen krankhaften Veränderungen nicht mehr heilen. Aber auch damit ist den Patienten schon viel geholfen, und mit den heilenden Erden steht ihnen ein biologisches Mittel zur Verfügung, das sie bei Bedarf immer wieder anwenden können.

Die frühzeitige Therapie mit Heilerden, je nach Art der Krankheit ergänzt durch andere Naturheilverfahren – wenn nötig anfangs auch durch chemische Arzneimittel zur raschen Unterdrückung der Symptome –, führt meist bald zur Besserung und schließlich zur vollständigen Heilung durch die aktiven Selbstheilungskräfte des Körpers.

Das vorliegende Buch informiert umfassend über die Heilwirkungen der verschiedenen Erden und ihre Anwendungsformen. Im Mittelpunkt steht dabei die praktische Durchführung der Therapie, die oft dem Patienten selbst überlassen bleibt. Zur kritiklosen Selbsthilfe soll aber nicht angeleitet werden. Zwar erhält man Heilerde, Fango, Moor und ähnliche Spezialitäten rezeptfrei in Apotheken, Reformhäusern und zum Teil auch in Drogerien, aber das bedeutet nicht, daß man sie bei allen Gesundheitsstörungen eigenmächtig anwenden darf. Bei vielen Krankheiten muß zuerst durch gründliche fachmännische Untersuchung die richtige Diagnose gestellt werden, ehe man gezielt behandeln kann. Deshalb bleibt die Selbsthilfe auf einfachere, akute Gesundheitsstörungen beschränkt, in allen anderen Fällen wird vorher unbedingt der Arzt oder Heilpraktiker befragt. Diese notwendige Einschränkung bedeutet freilich nicht, daß man Heilerden nur bei harmlosen Erkrankungen verwenden kann, Pfarrer Kneipp heilte damit zum Beispiel sogar die schwere Hauttuberkulose eines Kindes; nur müssen eben alle ernsteren, unklaren oder chronischen Krankheiten ständig vom Fachmann überwacht werden.

# Erde – ein uraltes Heilmittel

Die Geschichte der Heilerden beginnt in grauer Vorzeit. Pate standen dabei wahrscheinlich die Tiere, bei denen man beobachtete, daß sie bei manchen Krankheiten instinktiv Erde, Schlamm und Moor anwenden. Ihrem Beispiel folgte der Mensch, um seine Verletzungen und Krankheiten zu behandeln.

Die Wirkung überzeugte, so daß man die verschiedenen Erden später in der Erfahrungsmedizin lange Zeit beibehielt. Aber wie viele andere Naturheilmittel gerieten auch die Heilerden mit dem triumphalen Aufschwung der Naturwissenschaften fast in Vergessenheit. Erst gegen Ende des 19. Jahrhunderts gewannen sie vor allem durch Pastor Felke und Adolf Just wieder an Bedeutung. Mit der Rückbesinnung auf die biologische Medizin wächst die Zahl gesundheitsbewußter Menschen, die nicht länger sofort mit den »Kanonen« der pharmazeutischen Industrie gegen Krankheiten vorgehen wollen, sondern nach Alternativen suchen.

## Ursprünge der Therapie

Die ersten Ansätze einer wissenschaftlich fundierten Medizin findet man etwa im 3. Jahrtausend vor Christus. Allerdings darf man diese Heilkunde natürlich noch nicht mit der modernen Medizin verwechseln. Sie war durchsetzt mit mystischen Vorstellungen, religiösen Ritualen und magischen Praktiken, die uns heute kurios anmuten mögen, als eine Art »psychosomatische Medizin« aber durchaus ihren Zweck erfüllten. Auch Ärzte in unserem Sinn gab es zu jener Zeit noch nicht, die Heilkunst war eine Domäne der Priester.

Aus Überlieferungen wissen wir, daß heilende Erden schon damals zusammen mit Wasser und Kräutern, die beiden anderen uralten Heilmittel der Menschheit, in hohem Ansehen standen. Im alten Ägypten gebrauchte man den Löß, der vom Nil bei den regelmäßigen Überschwemmungen an den Ufern verteilt wurde, zu Schlammbädern bei Rheuma, Entzündungen, Schwellungen und zur Mumifizierung der Toten; im antiken Griechenland schätzte man vor allem die Heilerde aus Lemnos unter anderem bei Vergiftungen und Pest. Die römischen Ärzte nützten Erde aus Sizilien als Gegenmittel bei Vergiftungen und bei Knochenbrüchen.

Einer der bedeutendsten Mediziner des Altertums, der Grieche Hippokrates, der als Vater der modernen Heilkunde gilt, führte auch das Erdessen in die Therapie ein, das bis heute bei vielen Naturvölkern gebräuchlich ist.

Nach der Zeitenwende machte sich vor allem der Römer Galenus, Leibarzt des Kaisers Marc Aurel, um die Weiterentwicklung der Heilerdetherapie verdient. In vielen Experimenten überprüfte er die speziellen Wirkungen verschiedener Erden, die er unter anderem mit Wasser und Wein zubereitet innerlich und äußerlich verabreichte. Gegen Ende der Antike begann man auch, aus den Heilerden Arzneimittel in Form von Tabletten und Tafeln herzustellen. Sie wurden mit einem Echtheitssiegel versehen und als »Siegelerde« bezeichnet, die bis in die Neuzeit gebräuchlich war.

Im Mittelalter nahmen sich vor allem die Alchimisten der verschiedenen Erden an. Dadurch sorgten sie ungewollt dafür, daß sie später in Verruf gerieten, trugen aber auch viel zur Erforschung der Heilerden und ihrer Wirkungsweise bei.

Der Niedergang der Heilerdetherapie zeichnete sich bereits im späten Mittelalter ab. Die Ärzte entwickelten immer mehr neue Heilmittel, die zwar nicht unbedingt besser als die Erden halfen, deren Durchführung aber »eindrucksvoller« wirkte und die Bedeutung des Arztes unterstreichen sollte. So verschwanden die Heilerden langsam aus der offiziellen Medizin. Beschleunigt wurde das nach der Einrichtung der ersten Lehrstühle für Medizin an den Universitäten, deren Inhaber sich als Professor von der überlieferten Volksmedizin absetzen wollten. Und schließlich drohte

ab dem 18. Jahrhundert die Industrialisierung zusammen mit der modernen Chemie, die Heilerde vollends in die »Rumpelkammer« der Medizin abzuschieben.

Aber auch in der Folgezeit gerieten die überlieferten Erfahrungen mit Heilerden nicht ganz in Vergessenheit. Die Volksmedizin hielt immer noch daran fest, und auch manche Ärzte wollten trotz aller medizinischen Fortschritte nicht darauf verzichten. So konnten Pastor Felke und Adolf Just, die beiden »Erneuerer« der Heilerdebehandlung, auf das jahrtausendealte Wissen zurückgreifen und daraus ein neuzeitliches Heilverfahren entwickeln.

# Begründer der Heilerdebehandlung

Viele Laientherapeuten und einige Ärzte bewahrten die heilenden Erden davor, ganz aus der Heilkunde verdrängt zu werden, und trugen dazu bei, daß die Therapie gegen Ende des 19. und vor allem seit Beginn des 20. Jahrhunderts eine Renaissance erlebte. Zu nennen wäre zum Beispiel Medizinalrat Professor Stumpf, der 1906 eine wissenschaftliche Arbeit über seine Erfahrungen mit Heilerde bei Cholera und anderen schweren Brechdurchfällen vorlegte, und natürlich Pfarrer Kneipp, der Heilerde als Zusatz zu einigen seiner Wasseranwendungen schätzte. Es ist unmöglich, alle diese Mitbegründer hier zu würdigen. Wir beschränken uns auf die beiden hervorragenden Persönlichkeiten, die den Heilerden wieder zum Durchbruch verhalfen: Pastor Felke und Adolf Just.

## Der »Lehmpastor« Felke

Als Sohn eines Schulrektors wurde Leopold Emanuel Felke 1856 in Kläden (bei Stendal/Altmark) geboren. Schon als Kind interessierte er sich lebhaft für Heilpflanzen und Lehmpflaster, die man damals noch häufiger in der Tiermedizin gebrauchte. Dabei brachte er es bald zu solcher Meisterschaft, daß er viele seiner kleinen Alltagswunden und Krankheiten selbst behandeln konnte.

Nach dem Studium der Theologie in Berlin, wo er auch einige Semester Medizin und Naturwissenschaften belegte, hatte Felke

mehrere Pfarrstellen inne; über die Seelsorge hinaus betreute er seine Gemeindemitglieder auch bei Krankheiten. Berühmt wurde der junge Pastor erstmals während einer Diphtherie-Epidemie in Kronenberg, bei der er vielen Menschen ohne Scheu vor eigener Ansteckung half.

Immer deutlicher trat in der nächsten Zeit Felkes Naturbegabung als Therapeut in den Vordergrund. Um sein Pfarramt nicht über Gebühr vernachlässigen zu müssen, legte er es 1912 nieder, übersiedelte 1915 nach Sobernheim und gründete dort seine Naturheilanstalt »Jungborn«. Seine einfachen Kuren, die hauptsächlich aus Heilerde, Wasser, Licht und Luft bestanden, und seine sicheren Diagnosen machten ihn bald bis nach Amerika berühmt. Ein wohlhabender amerikanischer Geschäftsmann ließ ihn sogar zur Behandlung in die USA kommen und war vom Erfolg so begeistert, daß er Felke auf der Stelle eine Klinik bauen wollte. Trotz dieses verlockenden Angebots kehrte er nach Deutschland zurück. Er konnte sich des Zulaufs kranker Menschen kaum erwehren; bis zu seinem Lebensende soll er sage und schreibe 500 000 Patienten behandelt haben.

Ob Felke seinen Entschluß, weiter in der Heimat zu wirken, je bereut hat, weiß man nicht. Verständlich wäre es schon, denn trotz – oder gerade wegen – seiner Erfolge war er vielen Anfeindungen der Schulmedizin ausgesetzt, die den Laientherapeuten als Kurpfuscher und Scharlatan verleumdeten und bekämpften; dieses Schicksal teilt er mit vielen anderen naturheilkundigen medizinischen Laien. Erst gegen Ende seines Lebens wurde Pastor Felke rehabilitiert und durfte noch erleben, wie die ersten Ärzte zu ihm kamen, um seine Behandlungsmethode zu erlernen. Im Gegensatz zu Kneipp versäumte er es aber, sich frühzeitig der Hilfe aufgeschlossener Ärzte zu versichern.

Im Jahr 1926 verstarb der »Lehmpastor« Felke in Sobernheim an der Nahe. Seine Kuranstalt »Jungborn« wurde zum Zentrum der modernen Heilerdetherapie, in dem bis heute zahllose Menschen Linderung und Heilung fanden.

# Adolf Just

Der Buchhändler Adolf Just (1859 – 1936) fand wie viele andere Laientherapeuten durch eigene Krankheit zur Naturheilkunde. Schon in jungen Jahren litt er an einer Nervenkrankheit, die von der damaligen Schulmedizin nicht geheilt werden konnte. Durch diese düstere Prognose ließ er sich aber nicht unterkriegen, sondern studierte alle erreichbare Literatur von Pfarrer Kneipp und anderen Naturheilern. Nach ihren Anweisungen behandelte er sich dann selbst. Der Erfolg blieb nicht lange aus, der »unheilbar« kranke junge Mann wurde vollkommen gesund.

Nach diesem Schlüsselerlebnis veröffentlichte Just 1895 unter dem Titel »Kehrt zurück zur Natur« sein erstes philosophisch-medizinisches Buch, in dem er seine Gedanken zur gesunden, naturgemäßen Lebensführung vortrug und seine biologische Behandlung beschrieb. Ein Jahr später gründete er dann im Harz seine eigene Naturheilanstalt, in der er bis zu seinem Tod vielen Kranken helfen konnte. Hier traf er 1898 auch mit Pastor Felke zusammen, der von ihm wichtige Anregungen für die Entwicklung seiner Therapie erhielt.

Außerdem rief Just die »Jungborn-Bewegung« ins Leben, um seine Gedanken zur ganzheitlich-gesunden Lebensweise zu verbreiten. Seine Feinde, die er wie alle medizinischen Außenseiter vor allem in der Schulmedizin hatte, kreideten ihm das als Fanatismus an, aller Welt seine Lehre aufzwingen zu wollen. Aber gerade das war nicht Justs Absicht. Immer wieder ermahnte er seine Anhänger, sich anderen nicht aufzudrängen, wenn sie auf Ablehnung stießen. Damit hob er sich wohltuend von manchen anderen Naturheilkundigen ab, die der Biomedizin durch ihren blinden Eifer mehr schadeten als halfen.

Darüber hinaus gehörte es noch zu Justs großen Verdiensten, daß er sich nicht mit den damals bekannten Heilerden begnügte. Nahe bei seiner Kuranstalt, in Blankenburg im Harz, fand er größere Lößvorkommen, die sich durch bessere Wirkung auszeichneten. Dieser Löß ist unter dem Handelsnamen »Adolf Justs Luvos Heilerde« (siehe Verzeichnis fertiger Arzneimittel im Anhang dieses Buchs) seit über 60 Jahren zur innerlichen und äußerlichen Anwendung erhältlich. Spätere wissenschaftliche Untersuchungen

bestätigen, daß sich dieser Löß besonders gut zu Heilzwecken eignet.

Bei der Fango- und Moortherapie gibt es keine so hervorragenden Vertreter wie Felke und Just bei der Heilerdebehandlung. An ihrer Entwicklung waren verschiedene Ärzte und Laientherapeuten beteiligt. Im Lauf der Zeit reiften auch diese Erden zu einem wertvollen, vielseitigen Heilverfahren heran, das inzwischen auch von der Schulmedizin nicht mehr ganz ignoriert werden kann.

# Die Heilkraft der Erden –
# ihre Wirkungen und Heilanzeigen

Neben den zahllosen praktischen Erfahrungen bei Millionen Menschen, die erfolgreich durch heilende Erden behandelt wurden, gibt es inzwischen auch exakte wissenschaftliche Untersuchungen, die alle Zweifel an der Wirkung als Vorurteile entlarven. Deshalb konnte sich auch die Schulmedizin der Therapie durch Lehm, Löß, Fango, Moor und ähnliche Heilerden nicht auf Dauer verschließen. Allerdings führen sie in der offiziellen Medizin noch immer ein Schattendasein – und wenn sie verordnet werden, dann meist nicht im Rahmen einer biologischen Ganzheitstherapie, die mit natürlichen Heilmitteln umfassend gegen die Krankheitsursachen vorgeht, sondern nur als Ergänzung der symptomunterdrückenden chemischen Arzneimittel. Das ist zwar immer noch besser, als wenn man sie überhaupt nicht einsetzt, aber auf diese Weise lassen sich keine optimalen Ergebnisse erzielen.

Streng genommen verdienen nur Lehm und der ähnlich wirkende Löß die Bezeichnung Heilerde. Im Rahmen dieses Buches wollen wir uns aber nicht darauf beschränken, sondern darüber hinaus auch noch die bewährten Fango-, Moor- und Schlammanwendungen vorstellen, die man im weiteren Sinne ebenfalls zu den Heilerden rechnen kann.

## So hilft der Lehm

»Zuerst habe ich ja nicht geglaubt, daß die Gesichtsmasken mit Lehm meine Hautentzündungen bessern«, meinte Sabine T. nach zweiwöchiger Behandlung, »aber jetzt bin ich davon begeistert.

Endlich muß ich nicht mehr alle paar Wochen eine andere Salbe mit Antibiotika oder sogar Cortison ausprobieren, die dann doch wieder nur für kurze Zeit hilft. Und meine jahrelange Darmträgheit scheint sich durch die gleichzeitige Einnahme des Lehms auch schon etwas gebessert zu haben.«

Auch einige Monate später, als die junge Frau nochmals zur Nachuntersuchung kam und die Lehmbehandlung längst abgeschlossen war, hielt ihre Begeisterung noch an. Die vorher so hartnäckigen, auch seelisch sehr quälenden Entzündungen im Gesicht waren nicht zurückgekehrt, und die Darmentleerung klappte ohne die vorher notwendigen Abführmittel wieder regelmäßig.

Diese gute Wirkung bildet keine Ausnahme, man erlebt sie bei den meisten Patienten, die mit Heilerde behandelt wurden. Hauptsächlich erklärt sie sich aus der stark aufsaugenden, reinigenden Wirkung von Lehm und Löß; daneben spielen aber noch andere therapeutische Effekte eine Rolle.

Die feine Heilerde besteht aus mikroskopisch kleinen Teilchen in der Größenordnung von tausendstel Millimetern. Dadurch verfügt sie über eine riesige Gesamtoberfläche und kann bei innerlicher und äußerlicher Anwendung große Mengen Schad- und Giftstoffe aufsaugen und binden. Im Magen-Darm-Kanal nimmt die Heilerde vor allem überschüssig gebildete Magensäure, Gärungs- und Fäulnisstoffe, die bei Verdauungsstörungen entstehen, Gifte, schädliche Stoffwechselprodukte und Gase auf. So können Sodbrennen, Magen-Darm-Katarrhe mit Durchfall durch Krankheitserreger oder verdorbene Nahrung, Blähungen und andere Verdauungsbeschwerden rasch gelindert werden. Selbst bei schweren Infektionen hilft die Heilerde, wie zum Beispiel Professor Stumpf schon 1906 in einer wissenschaftlichen Arbeit über die Cholera nachwies; aber solche ernsteren Krankheiten bleiben selbstverständlich der ärztlichen Behandlung vorbehalten.

Zugleich übt die Heilerde eine Art Darmmassage aus, die bei längerer Anwendung auch hartnäckige Darmträgheit beseitigen kann, und wirkt über den Magen-Darm-Kanal indirekt allgemein blutreinigend.

Auch bei der Anwendung von außen steht die aufsaugende Wir-

kung der Heilerde im Vordergrund. Giftstoffe werden aus den Poren ausgeschwemmt, entzündliche Absonderungen auch aus der Tiefe, Talg und Schweiß aufgesaugt, Reizungen gemildert, Entzündungen gelindert und Eiterungen nach außen geöffnet, so daß der Eiter abfließen kann. Diese Wirkung empfiehlt Lehm und Löß bei vielen Hautleiden, angefangen bei unreiner Haut über Sonnenbrand und allergische Ausschläge mit Juckreiz (der ebenfalls gelindert wird) bis hin zu Furunkeln, Karbunkeln, hartnäckigen Geschwüren und chronischen Ekzemen. Außerdem sprechen schlecht heilende Wunden, Blutergüsse, Prellungen, Quetschungen, Verrenkungen, Verstauchungen, Zerrungen, rheumatische Gelenkbeschwerden und Venenentzündungen gut auf die Heilerdebehandlung an.

Die örtliche Anwendung empfiehlt sich auch bei Erkrankungen im Mund-Rachen-Raum. Dabei wirkt die Heilerde wieder aufsaugend und entzündungshemmend. Gute Erfahrungen sammelte man unter anderen bei Mundgeruch, Entzündungen der Mundschleimhaut, des Zahnfleisches, der Mandeln und des Rachens sowie bei Zahnwurzelentzündungen und -eiterungen.

Abgesehen von diesen speziellen Wirkungen erzielt man durch Lehm und Löß auch noch eine Anregung der Durchblutung, die sich zum Teil aus der Verdunstung des Wassers erklärt, mit dem die Heilerde für den äußerlichen Gebrauch zu einem streichfähigen Brei verrührt wird, eine allgemeine Umstimmung und Leistungssteigerung.

Zum Teil spielen bei diesen Wirkungen auch die anorganischen Vitalstoffe (Mineralstoffe, Spurenelemente) eine Rolle, die in den Erden in natürlicher, harmonischer Zusammensetzung vorkommen. Sie werden im Darm und teilweise auch über die Haut aufgenommen und wirken bei vielen Körperfunktionen mit. Vor allem die Kieselsäure (Silicium) ist hier zu nennen, die als »Urstoff« des Lebens gilt, aber auch Kalium, Kalzium, Magnesium und andere für die Gesundheit unentbehrliche Stoffe sind darin enthalten. Gerade heute, da immer mehr Menschen als Folge ihrer falschen Ernährung unter verschieden stark ausgeprägten Mangelzuständen leiden, kann diese Versorgung mit natürlichen Vitalstoffen nicht hoch genug eingeschätzt werden.

Früher mußte man Lehm und andere heilende Erden selbst ausgraben, dann auf dem heißen Herd längere Zeit bei über 100 °C sterilisieren und anschließend fein durchsieben. Das war nicht nur umständlich, sondern unter Umständen sogar gefährlich, wenn die Erde noch Krankheitserreger enthielt, die das Sterilisieren überstanden. Deshalb benutzt man heute grundsätzlich nur die fertig gekaufte, fachmännisch zum Arzneimittel aufbereitete Heilerde.

## Naturheilmittel Moor

Moore entstehen, vereinfacht ausgedrückt, wenn organische Reste von Tieren und Pflanzen unter weitgehendem Luftabschluß durch Wasser konserviert und allmählich chemisch umgewandelt werden. Diesen Vorgang bezeichnet man als Vertorfung. Der Torf bedeckt das moorige Gelände mit einer mindestens 20 cm (oft wesentlich mehr) dicken Schicht und macht zusammen mit anderen Humusstoffen wenigstens 30 % der Trockensubstanz des Moors aus.

Die Heilkraft des Moors wird seit Jahrhunderten genutzt. Schon Paracelsus, der bedeutendste Arzt an der Schwelle des Mittelalters zur Neuzeit, der als Begründer der modernen Biomedizin gilt, schätzte die Moortherapie hoch ein. Wann und von wem sie begründet wurde, kann heute nicht mehr nachvollzogen werden; vermutlich folgte der Mensch in grauer Vorzeit auch bei dieser Behandlung wieder dem Vorbild der Tiere und seinem eigenen, noch unverfälschten Instinkt. In den letzten Jahrzehnten erlangte das Heilmoor vor allem in Deutschland und Österreich wachsende Bedeutung als Naturheilmittel.

Die Wirkstoffe des Moors entstehen bei der Verwesung der organischen Stoffe unter Luftabschluß. Unter anderem bilden sich dabei Huminsäuren, denen man einen Teil der therapeutischen Moorwirkungen nachsagt. Außerdem wurden Fette, Harze, Wachse, Schwefel, Mineralsalze, Spurenelemente und nicht zuletzt die hochwirksamen pflanzlichen Hormone nachgewiesen, die dem weiblichen Geschlechtshormon Östrogen ähneln. Durch

diese Vielfalt an Inhaltsstoffen, deren Wirkungsweise noch nicht in allen Teilen erklärt werden kann, ist Heilmoor bei zahlreichen Krankheiten empfehlenswert.

Hervorzuheben ist vor allem die gute Wirkung auf den Kreislauf mit Anregung der Durchblutung, die noch Stunden nach der Behandlung anhalten und sich durch ein angenehmes Wärmegefühl bemerkbar machen kann. Wegen dieser erwünschten Wirkung ist aber auch Vorsicht bei der Moorbehandlung geboten; wer unter Herz-Kreislauf-Störungen leidet, darf Moor (wenn überhaupt) nur nach Zustimmung des Therapeuten verwenden.

Ganz allgemein wirkt Heilmoor kräftigend, leistungssteigernd, mild anregend und fördert das Wohlbefinden. Dazu gebraucht man es je nach Verträglichkeit als Badezusatz zu Voll- und Teilbädern. Zu den wichtigsten Heilanzeigen gehören Muskel- und Gelenkrheuma, vorzeitige Abnutzung der Gelenke, Bandscheibenschäden, Nervenschmerzen, Ischias und verschiedene gynäkologische Erkrankungen der Frau. Über erkrankten Gelenken und anderen Körperpartien, die einer begrenzten örtlichen Behandlung zugänglich sind, kann Moor auch als Packung verabreicht werden.

Die Wirkung macht sich oft schon nach der ersten Anwendung bemerkbar und verstärkt sich durch kurmäßige Fortsetzung der Therapie. Die Wirkstoffe werden teilweise über die Haut aufgenommen, helfen also getreu dem Ganzheitsprinzip der Naturheilkunde nicht nur örtlich, sondern beeinflussen den gesamten Organismus. Anfangs kann es als Zeichen der erwünschten Reaktion zur vorübergehenden Erstverschlimmerung kommen, die nicht durch chemische Medikamente unterdrückt werden darf.

Zur äußeren Behandlung gibt es den Moorbrei, der zu Packungen und als Badezusatz verwendet wird, und das Moorwasser, das die Wirkstoffe in stark wäßriger Verdünnung enthält. Beide Zubereitungen haben sich in der Praxis gut bewährt. Man geht heute davon aus, daß beim Moorbrei die Wärme- und durchblutungsfördernde Wirkung im Vordergrund steht, während das Moorwasser eine intensivere chemische Wirkung hervorruft.

Innerlich wird Heilmoor in entsprechender Zubereitung ebenfalls kurmäßig angewendet. Zu den wichtigsten Heilanzeigen gehören

Magen-Darm-Entzündungen und -Geschwüre, Störungen der Magensäureproduktion und Darmflora, Verstopfung, Durchfall, Blähungen und andere Verdauungsbeschwerden sowie Leber- und Gallenblasenleiden. Vor allem bei hartnäckigen Erkrankungen im Bereich der Verdauungsorgane erzielt man durch Moortrinkkuren oder Moortabletten oft in erstaunlich kurzer Zeit eine erste überzeugende Wirkung. Für Rheumatiker und Gichtkranke ist noch hervorzuheben, daß Moor bei innerlicher Anwendung die Ansammlung von Harnsäure und anderen Krankheitsstoffen aus den Geweben ausleitet, eine aus der Sicht der Naturheilkunde unentbehrliche Voraussetzung für die Heilung.

Die Gefahr unerwünschter Herz-Kreislauf-Reaktionen besteht bei innerlichem Gebrauch von Heilmoor nicht. Zum Teil kommt die Wirkung wie bei Lehm und Löß durch das Aufsaug- und Bindungsvermögen des Moors für Gift- und andere Krankheitsstoffe zustande, außerdem trägt die Durchblutungssteigerung der Schleimhäute, Schmerz- und Krampflinderung mit zur raschen Besserung und Ausheilung bei.

Ein Fall aus der Praxis soll die Wirkungen des Heilmoors veranschaulichen. Frau Hanna K. kam in die Sprechstunde, weil sie seit langem unter chronischen Durchblutungsstörungen vor allem in den Beinen litt, die sich mit den Wechseljahren noch verschlimmert hatten. Alle Arzneimittel, die der Arzt bisher verschrieben hatte, halfen entweder wenig oder wurden nicht vertragen und mußten nach kurzer Zeit wieder abgesetzt werden. »Nur wenn ich Gymnastik treibe«, klagte die Patientin, »bessert sich die Durchblutung für einige Zeit, aber ich kann doch nicht ständig die Übungen durchführen, schließlich habe ich ja auch noch etwas anderes zu tun.« Außerdem ergab sich aus der Krankheitsvorgeschichte, daß Frau K. häufiger unter Erkältungen litt (wahrscheinlich eine Folge der chronisch kalten Füße) und sich oft grundlos müde und abgeschlagen fühlte.

Der Moorbehandlung stand die Patientin skeptisch gegenüber. »Ob das bei mir hilft?« meinte sie zweifelnd. »Und dann immer der Schmutz in der Badewanne . . .« Versprechen konnte ich ihr nicht, daß sich die Durchblutungsstörungen durch die Moorsitzbäder bessern, denn in der Medizin gibt es keine Garantien, aber

wegen der Verschmutzung konnte ich sie beruhigen. Die heute gebräuchlichen Moorbadezusätze hinterlassen in der Badewanne keine Rückstände, die erst mühsam entfernt werden müssen. Nach dieser Versicherung war Frau K. dann bereit, sich auf einen Versuch mit dem Heilmoor einzulassen.

»Geholfen hat es ja gleich,« berichtete sie einige Tage später, »aber angehalten hat die Wirkung auch nicht.« Das war nach nur 2 Bädern natürlich auch nicht zu erwarten. Bei der nächsten Konsultation mußte die skeptische Patientin dann doch einräumen, daß sich die Durchblutung schon deutlich und anhaltend gebessert hatte, und nach Abschluß der Kur fühlte sie sich »wie neu geboren«, denn auch die Abgespanntheit trat nicht mehr auf. Später erfuhr ich von ihr, daß sie seit der ersten Moorbadekur, die sie danach mehrfach wiederholt hatte, auch seltener unter Erkältungen litt.

## Fango und andere Schlammanwendungen

Die Behandlung durch Schlamm, deren Ursprünge wohl ebenfalls schon in vorchristlicher Zeit (wahrscheinlich nach dem Vorbild der Tiere) zu suchen sind, hat sich so gut bewährt, daß man Fangopackungen inzwischen zu den offiziell anerkannten Heilmitteln zählt und ambulant oder bei Kuren im Sanatorium häufiger anwendet. Ursprünglich nutzte man dazu den mineralischen Fangoschlamm aus dem italienischen Bataglia, inzwischen schätzt man auch Fango aus vulkanischen Gegenden der Eifel und anderen Gebieten.

Fango wirkt hauptsächlich als Wärmeträger, außerdem wird ein Teil seiner anorganischen Bestandteile durch die Haut aufgenommen und ergänzt die Wirkung. Innerlich wird Fango nicht angewendet.

Die Wärme, die der erhitzte Schlamm an den Körper abgibt, wirkt schmerz-, krampflindernd und heilungsfördernd vor allem bei rheumatischen Muskel- und Gelenkbeschwerden, Ischias, Nervenschmerzen, Verletzungen der Muskeln, Knochen und Gelenke, Narbenschmerzen, gynäkologischen Erkrankungen der

*Reflexzonen von vorne*

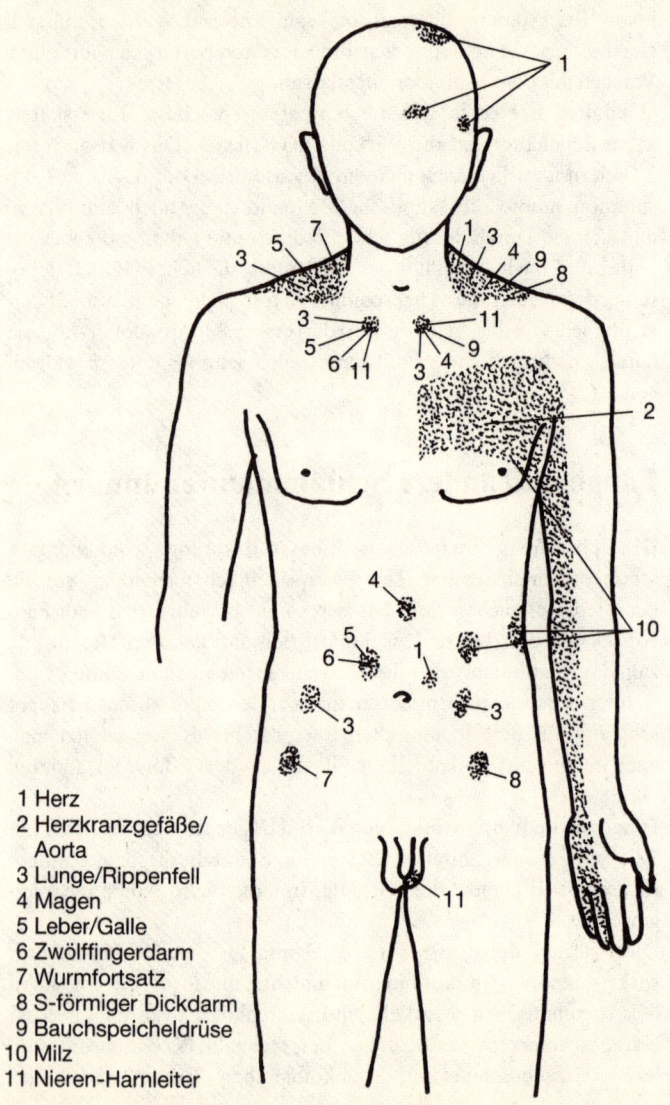

1 Herz
2 Herzkranzgefäße/
  Aorta
3 Lunge/Rippenfell
4 Magen
5 Leber/Galle
6 Zwölffingerdarm
7 Wurmfortsatz
8 S-förmiger Dickdarm
9 Bauchspeicheldrüse
10 Milz
11 Nieren-Harnleiter

*Reflexzonen am Rücken*

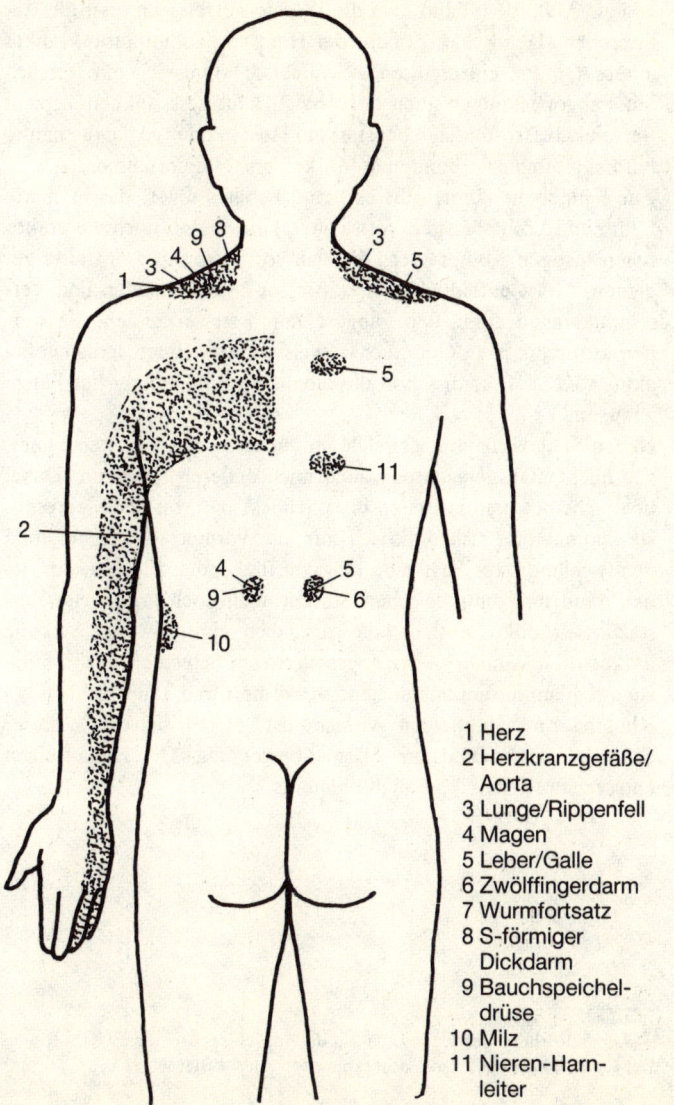

1 Herz
2 Herzkranzgefäße/
  Aorta
3 Lunge/Rippenfell
4 Magen
5 Leber/Galle
6 Zwölffingerdarm
7 Wurmfortsatz
8 S-förmiger
  Dickdarm
9 Bauchspeichel-
  drüse
10 Milz
11 Nieren-Harn-
  leiter

Frau mit krampfartigen Schmerzen im Unterleib, Gallen-, Nierenkoliken, Krämpfen des Magen-Darm-Kanals und bei Leberleiden. Außerdem kann man die Wärme nutzen, um über die Reflexzonen (Headschen Zonen) der Haut von außen auf erkrankte innere Organe einzuwirken*. Schließlich lohnt sich ein Versuch mit Fangopackungen auch noch bei Erkältungskrankheiten, zum Beispiel als Brustauflage bei starkem Husten oder gegen die häufig mit Erkältungen verbundenen Muskel- und Gliederschmerzen.

Zur Fangobehandlung gibt es heute neben Pulver, das man wie Lehm und Löß, aber heiß (etwa 50 °C) anwendet, noch die praktischen fertigen Kompressen, die sich vor allem zur Selbsthilfe gut eignen. Meist enthalten sie Paraffin, um Verklebungen und Verschmutzungen durch den Fangoschlamm zu vermeiden. Sie werden kurmäßig nach Gebrauchsanweisung verwendet, lediglich bei akuten Koliken kann schon die einmalige Behandlung mit Fango genügen.

Neben Fangoschlamm, der sich am besten zu Heilzwecken eignet, gebraucht man gelegentlich auch noch anderen Schlamm. Dabei unterscheidet man zwischen dem Schlick, der von der Meeresküste stammt und sich praktisch nur als Wärmeträger eignet, und dem Schlamm aus Seen und langsam fließenden Flüssen, der neben Sand und anorganischen Stoffen auch noch organische Zersetzungsprodukte enthält, die zusätzlich eine gewisse Wirkung hervorrufen können. Aber abgesehen vom Schwefel, der in manchen Schlammarten ausreichend vorkommt und hauptsächlich bei Rheuma und Hautleiden wirksam ist, eignet sich auch dieser Schlamm vorwiegend zur Wärmeübertragung. Die Heilanzeigen entsprechen denen des Fangoschlamms.

---

* Zur Selbsthilfe durch diese Methode empfehlen wir den ECON Ratgeber ETB 20002 »Reflexzonentherapie« von Alfred Bierach.

# Warme Bäder im Sand

Sandbäder sind bei uns weniger gebräuchlich, in südlichen Ländern werden sie aber häufiger durchgeführt. Berühmt für ihre heilenden Sandbäder sind zum Beispiel Abano und Ischia, wo vor allem Rheumakranke Linderung suchen.

Das Sandbad wird trocken- oder feuchtheiß bei Temperaturen um 50 °C durchgeführt und dauert 30 – 60 Minuten. Der Sand wird dazu entweder von der Sonne oder künstlich in einem offenen Kasten erwärmt, in den sich der Patient legt und den Körper teilweise oder ganz mit dem heißen Sand bedeckt.

Sand wirkt ausschließlich als Wärmeträger, weitere therapeutische Effekte kann man davon nicht erwarten. Nach einiger Zeit kommt es als Reaktion zum kräftigen Schweißausbruch. Im Anschluß daran wird meist noch ein warmes Bad durchgeführt, um die Wirkung zu verstärken.

Neben Rheuma beeinflussen Sandbäder vor allem noch Asthma, Bronchial- und Kehlkopferkrankungen, Nervenschmerzen und manche Stoffwechselstörungen günstig. Zur häuslichen Behandlung eignen sie sich schon aus praktischen Gründen nicht, denn wer verfügt schon über einen passenden Sandkasten; aber auch wegen der damit verbundenen Anstrengung, vor allem der Belastung der Herz-Kreislauf-Funktionen, kann diese Behandlung nur nach fachmännischer Verordnung durchgeführt werden.

Die Sandbäder wurden hier nur der Vollständigkeit halber aufgeführt, wir kommen später nicht mehr auf die Anwendung zurück.

# Richtige Anwendung der Erden

So wie Arzneimittel genau nach Gebrauchsanweisung oder Verordnung des Therapeuten eingenommen werden müssen, um richtig helfen zu können, kommt es auch bei der Behandlung durch heilende Erden auf die korrekte Anwendung an. Wenn die Behandlung vom Arzt oder Heilpraktiker empfohlen wurde, richtet sich die Durchführung nach seinen Anweisungen. Zur Selbstbehandlung orientiert man sich an den Angaben auf dem Beipackzettel. Da dort unmöglich alle zur äußerlichen Anwendung geeigneten Bäder, Auflagen und Wickel genau beschrieben werden können, stellen wir hier die für den Hausgebrauch zu empfehlenden Teilanwendungen ausführlich vor. Die Vorschriften sollen genau beachtet werden, damit man die bestmögliche Wirkung ohne Gefahr unerwünschter Nebenwirkungen erzielt.

## Lehm und Moor zur innerlichen Behandlung

Innerlich werden Lehm und Löß mit guten Erfolgsaussichten bei verschiedenen Erkrankungen des Magen-Darm-Kanals verabreicht. Sie binden Giftstoffe und andere schädliche Substanzen, die teils im Körper selbst entstehen, teils von außen zugeführt werden, reinigen gründlich den Darm und indirekt das Blut, regen mild den Stuhlgang an, begünstigen den Aufbau der gesunden Darmflora, lindern Magen-Darm-Schleimhautentzündungen und -Geschwüre und beseitigen Blähungen und Sodbrennen. Fast alle Magen-Darm-Krankheiten können auf diese Weise günstig beeinflußt werden; zusätzlich behandelt man allerdings oft noch

durch Diät und andere Naturheilmittel. Auch bei chronischen Magen-Darm-Leiden können die heilenden Erden zur Ausheilung führen, wenn sie lange genug eingenommen werden.

Die Dosierung richtet sich nach der Schwere der Erkrankung und der individuellen Empfindlichkeit. Im allgemeinen nimmt man 2mal täglich $1/2$ – 1 Teelöffel Heilerde ein. Diese Dosis kann bei Bedarf erhöht werden, indem man beispielsweise einige Zeit nach jeder der 3 Hauptmahlzeiten je $1/2$ – 1 Teelöffel (oder mehr) Heilerde einnimmt.

Die Einnahme kann auf verschiedene Weise erfolgen. Am einfachsten schwemmt man sie mit Mineralwasser, Wasser oder Kräutertee (der Tee sollte so ausgewählt werden, daß er die Behandlung unterstützt*) auf und trinkt diese Mischung dann in kleinen Schlucken. Ferner ist es möglich, zunächst die Erde trokken in den Mund zu nehmen und dann mit Mineralwasser, Wasser oder Tee hinunterzuspülen. Schließlich kann man die Erde trokken in den Mund nehmen, einige Zeit gut mit Speichel vermischen und dann erst schlucken (das empfiehlt sich vor allem dann, wenn auch im Mund-Rachen-Raum Symptome bestehen).

Innerlich werden nur fertige Zubereitungen verwendet, die ausdrücklich zur *inneren Anwendung* empfohlen werden; sie sind meist besonders fein pulverisiert und werden deshalb auch bei empfindlichem Magen-Darm-Trakt vertragen; außerdem neigen sie weniger zur Verklumpung in den Verdauungsorganen, die schlimmstenfalls zum Darmverschluß führen könnten.

Die Behandlung durch Heilerde läßt sich mit allen anderen Heilmitteln kombinieren. Vorsorglich nimmt man sie aber nicht zusammen mit diesen Arzneimitteln ein, weil sonst deren Wirkstoffe von der Heilerde gebunden werden können und keine Wirkung erzielt wird. Zwischen der Einnahme der Heilerde und anderer Medikamente sollen 1 – 2 Stunden vergehen. Auch unmittelbar nach den Mahlzeiten nimmt man die Heilerde besser nicht ein, weil sonst die Verwertung der Nahrung behindert werden kann.

---

* Ausführliche Rezepte für praxisbewährte Heiltees finden Sie in dem ECON Ratgeber ETB 20293 »Heiltees – Richtig zubereiten und anwenden« von Gerhard Leibold.

Im Zweifelsfall befragt man vorher den Therapeuten, der bei ernsteren Krankheiten ohnehin die Durchführung der Therapie verordnet und den Krankheitsverlauf überwacht.

Auch Heilmoor hat sich bei den oben genannten Heilanzeigen gut bewährt, vor allem bei chronischen Krankheiten, die auf andere Heilmittel nicht mehr richtig ansprechen. Neben der aufsaugenden Wirkung des Moors ist noch die rasche Linderung von Entzündungen, Schmerzen und Krämpfen hervorzuheben. Neben Magen und Darm sprechen Leber und Gallenblase ebenfalls gut auf die innere Moorbehandlung an.

Zur inneren Anwendung gibt es Moor zum Trinken und in Form von Tabletten. Die Dosierung richtet sich nach den Herstellerangaben oder der davon abweichenden Verordnung des Therapeuten. Grundsätzlich gibt man 1 – 2 Eßlöffel Trinkmoor vor jeder Hauptmahlzeit, bei Magenschmerzen und Sodbrennen auch nach dem Essen. Bei Bedarf kann das Trinkmoor gegen akut auftretende Symptome in der obigen Dosis auch unabhängig von den Mahlzeiten verabreicht werden.

Man gibt das Moor in ungefähr $1/4$ l Mineralwasser, Wasser oder geeignetem Kräutertee und nimmt die Mischung in kleinen Schlucken ein. Auch hier ist wieder zu beachten, daß nur spezielle Zubereitungen für den *innerlichen Gebrauch*, nicht Heilmoor zur äußerlichen Anwendung verabreicht werden.

Tabletten vom Moor werden normalerweise mit einer Dosis von 3mal 1 Tablette täglich etwa $1/2$ Stunde vor den Mahlzeiten eingenommen. Man zerkaut sie gut und speichelt sie gründlich ein, dann spült man mit etwas Mineralwasser, Wasser oder Kräutertee hinunter. Bei akut auftretenden Beschwerden gibt man sofort 1 – 3 Moortabletten, bei Bedarf nach ungefähr 2 Stunden nochmals die gleiche Dosis, um die Symptome rasch zu lindern. Danach fährt man wie oben angegeben mit der Behandlung bis zur Heilung fort.

Akute Krankheiten sprechen auf eine kurze innerliche Behandlung durch Lehm, Löß oder Moor meist rasch an, die Therapie kann dann rasch wieder beendet werden. Bei chronischen Krankheiten dauert es im allgemeinen länger, ehe die Wirkung spürbar wird, und dauernde Besserung oder Heilung kann man nur von

der kurmäßigen Anwendung über mehrere Wochen bis Monate hinweg erwarten.

Auch vorbeugend können Kuren mit den heilenden Erden für einige Wochen in regelmäßigen Abständen (zum Beispiel im Frühjahr und Herbst oder auch häufiger) durchgeführt werden, um die Gesundheit allgemein zu stabilisieren. Zu diesem Zweck genügt die niedrigste Dosis.

Bei vielen Krankheiten kombiniert man die innerliche Behandlung durch äußere Anwendung, um die betroffenen Körperpartien direkt zu behandeln. Unter anderem hat sich das bei Rheuma und Gicht bewährt; von innen her beeinflussen die heilenden Erden dann die Krankheitsursachen, zum Beispiel die Überladung des Bluts mit Krankheitsstoffen, von außen werden Schmerzen, Verkrampfungen und Entzündungen gelindert.

Gegenanzeigen, die eine Einnahme von Lehm und Löß verbieten, sind nicht bekannt. Trinkmoor und andere Zubereitungen dürfen nie bei Magenkrebs und blutenden Magengeschwüren verwendet werden. In Zweifelsfällen befragt man vorsorglich den Therapeuten.

# Äußerliche Anwendungen

Bei allen Krankheiten, die von außen beeinflußt werden können, verwendet man Lehm, Löß, Moor und Fango vor allem als Auflage oder Wickel, die sinngemäß wie in der Wasserheilkunde durchgeführt werden. Lehm und Löß kann man außerdem als Gurgelwasser bei Mund-, Hals- und Rachenkrankheiten, als Gesichtsmaske und Zusatz zu Teil- und Vollbädern gebrauchen, Moor eignet sich ebenfalls als Badezusatz und bei manchen Heilanzeigen auch als Gesichtsmaske, während man Fango zu solchen Anwendungen grundsätzlich nicht nutzen kann.

Die verschiedenen Anwendungsformen, die sich für den Hausgebrauch eignen, wollen wir jetzt ausführlich vorstellen. Dabei empfiehlt es sich fast immer, die heilende Erde unmittelbar auf die Haut zu bringen, wie es schon Pastor Felke empfahl. Nur bei offenen Wunden und Geschwüren oder sehr empfindlicher, reizbarer

und trockener Haut kann es erforderlich sein, dazwischen eine dünne Mullschicht zu legen. Wenn die feuchten Lehm- und Löß-auflagen und -wickel im Einzelfall einmal nicht vertragen werden, kann man die Heilerde in besonders fein pulverisierter Form auch wie Puder auftragen.

Die äußerliche Behandlung wirkt durch den schon bei innerlicher Anwendung genannten aufsaugenden Effekt, der durch die Hautporen Krankheitsstoffe ausleitet und bindet, so daß sie mit der Heilerde abgespült werden können. Hinzu kommt, daß die Anwendungen die Durchblutung und den Hautstoffwechsel verstärken, die Gewebsfunktionen anregen und die Haut straffen. Außerdem wird ein Teil der in den Heilerden enthaltenen Wirkstoffe durch die Haut in den Körper aufgenommen.

Zu den wichtigsten Heilanzeigen der äußerlichen Therapie gehören verschiedene Hautleiden, Verletzungen, Durchblutungsstörungen und rheumatische Krankheiten; größere Bäder wirken außerdem allgemein anregend und kräftigend, steigern das Wohlbefinden, Leistungsvermögen und die Widerstandskraft gegen krankheitserzeugende Einflüsse.

In vielen Fällen kann die äußerliche Anwendung durch die Behandlung von innen ergänzt werden; zusätzlich sind oft noch andere Naturheilmittel angezeigt, die sich grundsätzlich immer mit der äußeren Heilerdetherapie vertragen. Alle größeren Anwendungen bespricht man wegen der erheblichen Herz-Kreislauf-Belastung vorsorglich mit dem Therapeuten, das gilt vor allem für das stark kreislaufanregende Moor.

Die Wirkungen der äußeren Anwendung beschränken sich nicht auf die behandelten Körperzonen, sondern setzen sich automatisch zum Teil in den restlichen Körper fort, was die gute Allgemeinwirkung erklärt.

## Auflagen

Die Auflagen (Aufschläger, Kompressen) bestehen gewöhnlich aus einem inneren, einfach oder 2- bis 6fach zusammengefalteten, in kaltes oder warmes Wasser getauchten Leintuch, das auf die Haut gelegt wird. Im Gegensatz zum Wickel führt man dieses Tuch aber nicht ganz um die behandelte Körperzone herum, son-

dern legt es nur auf sie. Über das innere Tuch kommt ein weiteres, trockenes Leintuch, das etwas größer sein muß, und obenauf ein noch etwas größeres trockenes Wolltuch; bei Auflagen, die dem Körper Wärme entziehen sollen (zum Beispiel bei Fieber und akuten Entzündungen), wird auch als äußerer Abschluß anstelle des Wolltuchs ein Leintuch angelegt, um die überschüssige Wärme abzuleiten. Die beiden trockenen Außentücher werden wie beim Wickel ganz um die behandelte Körperpartie herumgeführt.

Bei Auflagen mit Lehm, Löß, Fango oder Moor ersetzen die heilenden Erden das innere feuchte Tuch. Nur wenn die Haut sehr empfindlich reagiert oder offene Wunden und Geschwüre bestehen, legt man zwischen Haut und Heilerde eine dünne Schicht Verbandmull; die Wirkung fällt dann allerdings etwas schwächer aus, weil die Haut nicht direkt mit der Erde in Berührung kommt.

Lehm und Löß wendet man grundsätzlich immer lauwarm an. Sie werden mit Wasser zu einem streichfähigen, cremeartigen Brei verrührt, in dem sich keine Klumpen mehr befinden sollen, und dann fingerdick auf die zu behandelnde Körperpartie aufgestrichen. Darüber kommt das etwas größere mittlere Leintuch, als äußerer Abschluß das Wolltuch oder bei wärmeentziehenden Auflagen nochmals ein Leintuch; beide Tücher führt man nicht zu straff um den behandelten Körperabschnitt herum.

Die Lehm- oder Lößauflage zieht Krankheitsstoffe aus der Haut und tieferen Geweben, regt die Durchblutung und den Stoffwechsel an und wirkt auf das Nervensystem. Dadurch erzielt man eine gründliche Entgiftung mit angenehmer Erwärmung, vermehrter Zufuhr von Sauerstoff und Abwehrstoffen, Abtransport von Krankheitsstoffen mit dem Blut und Linderung von Schmerzen. Angezeigt sind die Lehm- und Lößauflagen bei örtlichen Hautkrankheiten, Geschwüren, Wunden, Entzündungen, Eiterungen, rheumatischen Gelenkerkrankungen, Blutergüssen, Prellungen, Quetschungen, Verrenkungen, Verstauchungen und Zerrungen, außerdem bei Sonnenbrand (auch vorbeugend gleich nach dem Sonnenbad) und Insektenstichen.

Wenn nur kleine Körperzonen behandelt werden, zum Beispiel ein einzelner Furunkel oder Insektenstich, oder wenn das Anlegen der beiden Trockentücher an manchen Körperstellen schwer

möglich ist, reicht es aus, den Heilerdebrei dick aufzutragen, ohne darüber die Tücher zu wickeln. Auch bei empfindlicher Haut, wenn die Heilerde trocken aufgepudert wird, benötigt man die beiden Tücher nicht.

Die Anwendung dauert im Durchschnitt 1 – 2 Stunden, als Reaktion kommt es oft zu einer angenehmen örtlichen Erwärmung mit Ausbruch von Schweiß. Dann wird die durchgetrocknete, bröcklige Erde mit lauwarmem oder kaltem Wasser abgespült. Anschließend sollte man nach größeren Anwendungen noch $^1/_2$ – 1 Stunde im warmen Bett ruhen, das verbessert die Wirkung; besteht dazu keine Gelegenheit, treibt man einige Minuten lang Gymnastik.

Bei empfindlichen Menschen kann die Anwendung auf 30 bis höchstens 60 Minuten verkürzt werden.

Wenn man sich während der Anwendung unwohl fühlt oder fröstelt, muß die Heilerde sofort abgespült, kräftig mit einem groben Frottiertuch abgerieben und bis zur Stabilisierung des Befindens im Bett geruht werden. Solche unerwünschten Nebenwirkungen treten bei richtiger Durchführung aber selten und fast nur bei größeren Anwendungen auf. Vor der nächsten Behandlung befragt man vorsorglich den Therapeuten, der bei Bedarf die notwendigen Vorsichtsmaßnahmen und Einschränkungen verordnen wird.

Ausdehnung und Häufigkeit der Anwendungen richten sich nach der Art der Erkrankung. Die schmerzenden, entzündeten, juckenden oder in anderer Weise krankhaft veränderten Körperzonen werden vollständig mit dem Heilerdebrei bedeckt, der sie seitlich noch um einige Zentimeter überragen soll. Bei Erkrankungen innerer Organe kann die Auflage über Reflexzonen der Haut angewendet werden, die durch Nervenbahnen mit den Organen in Beziehung stehen. Die richtigen Zonen erkennt man meist daran, daß sie druckempfindlich sind oder schmerzen. Über die Zonen, die nach dem englischen Nervenarzt Dr. Head auch als Headsche Zonen bezeichnet werden, wendet man die Auflage in der oben beschriebenen Weise an.

In akuten Fällen mit Entzündungen, Schmerzen und anderen Beschwerden können täglich 1 – 2 größere oder 2 – 4 kleinere Auflagen mit Lehm oder Löß erforderlich sein. Bei chronischen Krank-

heiten genügen je nach Einzelfall täglich 1 – 2 kleinere oder eine größere Behandlung; zum Teil reicht es sogar, wenn man 2- bis 4mal wöchentlich behandelt, das hängt von der Wirkung und persönlichen Verträglichkeit ab.

Auflagen mit Fango werden sinngemäß wie Lehm- und Lößkompressen angewendet, aber seltener und immer so heiß (etwa 50 °C) wie möglich. Dazu kann man den pulverisierten Schlamm mit heißem Wasser zu einem streichfähigen Brei verrühren und auf die Haut streichen. Einfacher und bequemer sind gebrauchsfertige Fangoauflagen, die man nach Gebrauchsanweisung anwendet. In der Regel genügen wöchentlich 2 – 4 Anwendungen, der Therapeut kann Fangopackungen aber auch häufiger verordnen, wenn die Art der Erkrankung das erforderlich macht. Das kann insbesondere zur Reflexzonentherapie notwendig sein. Die Anwendungen dauern jeweils 30 – 60 Minuten.

Moorkompressen wendet man meist ebenfalls warm bei Temperaturen um 40 °C an; eine Ausnahme bilden akut entzündliche rheumatische Gelenkerkrankungen, bei denen Moor nur kalt verwendet werden darf. Zum Hausgebrauch eignen sich gebrauchsfertige Moorkompressen am besten, die man über Wasserdampf oder auf einer speziellen Heizplatte anwärmt und dann auf das Behandlungsgebiet legt; darüber kommen die üblichen beiden Trockentücher. Zur kalten Moorkompresse wird das in der fertigen Packung enthaltene Moor mit etwas kaltem Wasser bespritzt; noch besser ist es, wenn man einen Eisbeutel auf die Packung legt. Wer das Dickmoor der fertigen Packung vorzieht, verrührt es mit heißem oder kaltem Wasser zu einem streichfähigen Brei, der wie Lehm auf die Haut gestrichen und mit den üblichen trockenen Tüchern bedeckt wird.

Wegen seiner kräftigen Wirkung darf Moor normalerweise nur 2- bis 3mal wöchentlich angewendet werden, sofern der Therapeut nichts anderes verordnet. Je nach Verträglichkeit und Wirkungseintritt dauert die Auflage 20 – 40 Minuten.

Am häufigsten werden Auflagen mit Lehm, Löß, Fango oder Moor über erkrankten Gelenken und Muskeln der Glieder angewendet, insbesondere bei rheumatischen Beschwerden. Auch im Rücken und Kreuz wendet man sie bei Krankheiten der Wirbel

und Bandscheiben an. Praktisch gibt es aber keine Körperzone, an der man eine Auflage nicht anlegen könnte, wenn eine Erkrankung das erfordert.

## Wickel

Der Unterschied zwischen Wickeln und Auflagen ist gering; während man das Innentuch bei der Auflage auf die besonders schmerzhafte Körperpartie legt und nur die beiden trockenen Tücher um das Körpergebiet herumführt, wird beim Wickel auch das innere Tuch um den Körper gewickelt.

Auf Wickel mit Heilerde übertragen bedeutet das, daß man den Lehm-, Löß-, Moorbrei oder Fango sinngemäß wie das innere Tuch ganz um das Glied oder Gelenk streicht, so daß es von allen Seiten behandelt wird. Das empfiehlt sich vor allem bei Gelenken, die rundum behandelt werden können. Bei örtlich begrenzten Hautleiden oder Erkrankungen der Wirbel und Bandscheiben sowie zur Reflexzonentherapie ist die »Rundumbehandlung« im allgemeinen überflüssig.

Da der Wickel eine größere Hautpartie beeinflußt, wirkt er etwas kräftiger, unter Umständen sogar zu stark. Treten unerwünschte Begleiterscheinungen auf, geht man besser zur Auflage zurück, die dann oft besser vertragen wird. Ansonsten gilt für Wickel, die man auch als Packungen oder Umschläge bezeichnet, was bei den Auflagen schon ausführlich beschrieben wurde.

## Gesichtsmasken

Packungen mit Lehm und Löß eignen sich besonders gut zur Pflege des Gesichts und zur Behandlung von Hautkrankheiten in diesem Bereich, versuchsweise auch bei Nervenschmerzen im Gesicht und bei Kopfschmerzen. Da das Gesicht als einziger Körperteil nicht verhüllt werden kann, kommt seinem gepflegten Aussehen auch psychologisch große Bedeutung zu.

Die Gesichtsmaske wird wöchentlich 2- bis 3mal durchgeführt, um die Haut zu straffen und zu verjüngen, ihre Durchblutung und den Stoffwechsel anzuregen, Krankheitsstoffe aus den Poren auszuschwemmen und Unreinheiten, Entzündungen und Eiterungen zu beseitigen. Dazu gibt man einige Eßlöffel Heilerde in kaltes

oder lauwarmes Wasser oder Kamillentee und verrührt sie zu einem streichfähigen, cremeartigen Brei. Er wird mit den Händen, besser mit einem Pinsel etwa $1/2$ cm dick aufgetragen und nach 20 – 30 Minuten, wenn die Heilerde gut getrocknet ist, mit kaltem oder lauwarmem Wasser wieder abgespült. Bei trockener, sehr empfindlicher, zu Reizungen neigender Haut kann die Anwendung auf 10 – 15 Minuten begrenzt und vorher etwas Hautcreme aufgetragen werden.

Der Heilerdebrei wird auf dem ganzen Gesicht verteilt, nur die besonders empfindlichen Lider und die Partie unter den Augen spart man aus. Auch Hals und Dekolleté können durch die Maske mitbehandelt werden, um die Gewebsfunktionen zu verbessern.

Die kurmäßige Durchführung der Gesichtsmaske wirkt sich bald günstig auf das Aussehen aus. Wunder darf man natürlich auch davon nicht erwarten, denn die Alterung der Haut kann als normaler Vorgang nicht verhindert werden. Vorzeitige Alterserscheinungen an der Gesichtshaut lassen sich dadurch aber vermeiden oder wieder teilweise rückgängig machen. Dazu trägt auch die Aufnahme von anorganischen Vitalstoffen aus der Heilerde in die Haut bei.

Moor kann sinngemäß kalt oder lauwarm zur Gesichtsmaske verwendet werden. Man verrührt es zu diesem Zweck mit Wasser oder Kamillentee zu einem streichfähigen Brei, den man für 15 – 20 Minuten auf Gesicht, Hals und Dekolleté aufstreicht. Besonders hervorzuheben ist dabei die durchblutungsfördernde Wirkung, die Aussehen und Funktion der Gesichtshaut günstig beeinflußt. Bei Unreinheiten, Entzündungen und Eiterungen zieht man die Gesichtsmaske mit Lehm oder Löß aber wegen der besseren Wirkung meist vor.

## Gurgelwasser

Gurgeln gehört zu den altbewährten Naturheilmitteln bei Erkrankungen im Mund-Rachen-Raum. Allerdings erreicht man damit nur das Gebiet bis zu den Gaumenmandeln, Rachen und Kehlkopf werden nicht mehr benetzt. Trotzdem wirkt Gurgeln auch in die Tiefe, weil die Flüssigkeit den Rachenring massiert und so die Durchblutung des Rachens und Kehlkopfs anregt.

Gegurgelt wird mit lauwarmem Wasser oder Kräutertee; am besten eignen sich Kamillen- oder Salbeitee, die entzündungshemmend wirken. Der Flüssigkeit setzt man Lehm oder Löß zu, um die Wirkung zu verbessern; auf 1 Glas Flüssigkeit gibt man 2 Teelöffel Heilerde.

Zum Gurgeln nimmt man einen Schluck Flüssigkeit in den Mund, beugt den Kopf nach hinten und bläst durch die Flüssigkeit hindurch die Luft aus. Dadurch wird sie in Bewegung versetzt und verteilt sich in allen Nischen und Winkeln der Mundhöhle, wo die Heilerde entzündliche Absonderungen aufsaugt, und regt die Durchblutung der Schleimhäute an. Zu jeder Anwendung nimmt man 1 – 2 Glas Gurgelwasser in kleinen Schlucken; jede Portion wird wieder ausgespuckt. Insgesamt kann man täglich je nach Bedarf 2- bis 8mal gurgeln.

Die Behandlung empfiehlt sich vor allem bei Entzündungen der Mundschleimhaut, Zunge, des Zahnfleischs, Gaumens und der Mandeln, wegen der indirekten Tiefenwirkung auch ergänzend bei Rachen- und Kehlkopfkatarrhen. Ferner ist Gurgeln bei Mundgeruch oft hilfreich, wenn er von der Mundhöhle ausgeht. Als vieldeutiges Symptom muß Mundgeruch bei längerer Dauer aber immer fachmännisch untersucht und gezielt behandelt werden, denn durch Gurgeln allein lassen sich die Ursachen oft nicht heilen. (Zu denken ist bei Mundgeruch auch unter anderem an Entzündungen der Mundschleimhaut, Mandeln, des Zahnfleischs oder der Zähne, aber auch an Erkrankungen der Verdauungsorgane und Stoffwechselstörungen.)

Als Alternative zum Gurgeln kann bei Mundschleimhaut-, Zungen- und Zahnfleischentzündungen auch das Mundbad durchgeführt werden. Dazu benötigt man pro Anwendung $^3/_4$ l kaltes oder lauwarmes Wasser, die gleiche Menge bei Kamillen- oder Salbeitee. Der Flüssigkeit fügt man 2 – 4 Eßlöffel Heilerde zu und rührt gut um.

Zur Behandlung nimmt man einen Schluck der Spülflüssigkeit in den Mund, neigt den Kopf weit zurück und läßt das Wasser oder den Tee so weit wie möglich nach hinten rinnen, ohne zu gurgeln. Bei geschlossenem Mund wird die Flüssigkeit auch kräftig durch die Zähne gegen die Wangenschleimhaut gepreßt. Dann spuckt

man die Flüssigkeit wieder aus und nimmt erneut einen Schluck, bis die $^3/_4$ l verbraucht sind.

Auch Mundbäder werden täglich je nach Bedarf 2- bis 8mal durchgeführt.

Speziell gegen Entzündungen und Eiterungen am Zahnfleisch und an den Zahnwurzeln kann die Heilerde in Form kleiner Kugeln angewendet werden. Dazu vermengt man sie mit etwas Wasser zu einem dicken, noch festen Brei, formt Kugeln daraus und legt diese mehrmals täglich für 30 – 60 Minuten auf die erkrankten, schmerzenden Stellen. Die zahnärztliche Behandlung wird jedoch dadurch vor allem bei Zahnentzündungen und Zahnwurzeleiterungen nicht überflüssig, sondern nur die Zeit bis dahin ohne chemische Medikamente überbrückt.

## Teil- und Vollbäder

Grundsätzlich eignen sich Lehm, Löß und Moor gut als Zusätze zu Teil- und Vollbädern. Dabei wirken sie direkt auf die erkrankten Körpergebiete, ferner werden die Bestandteile beim Baden auch durch die Haut aufgenommen und beeinflussen den gesamten Organismus.

Allerdings strengen Bäder (vor allem das Vollbad) auch erheblich an und werden deshalb von manchen Menschen – insbesondere Herz-Kreislauf-Kranken – schlecht vertragen. Sie sollten deshalb vorsorglich den Therapeuten befragen, um unerwünschten Nebenwirkungen vorzubeugen. Wenn nur Vollbäder unverträglich sind, genügen auch Teilbäder der erkrankten Glieder oder Sitzbäder, treten auch dabei Beschwerden auf, verzichtet man besser auf Bäder und führt an ihrer Stelle Auflagen oder Wickel durch.

Das Lehmbad (es kann sinngemäß auch mit Löß angewendet werden) geht auf Pastor Felke zurück. Er ließ seine Patienten im Freien in einer ungefähr 120 cm langen, 70 cm breiten und 60 cm tiefen Lehmgrube als »natürlicher Badewanne« Sitzbäder durchführen. Die Lehmgrube wurde mit einer 40 cm hohen Lehmschicht gefüllt, die man mit Wasser zu einem schlammigen Brei verrührte. Der Badende saß so darin, daß der Lehm bis über den Nabel den Unterkörper bedeckte. Die Badedauer richtete sich

nach den Außentemperaturen. Nach dem Bad beließ man den Lehm oft noch bis zum Trocknen am Körper und spülte ihn erst dann unter der kalten Dusche ab, wenn er bröckelte.

In manchen Sanatorien ist dieses Naturlehmbad noch heute gebräuchlich, für den Hausgebrauch eignet es sich natürlich nicht. Zur häuslichen Behandlung im Badezimmer gibt man die Heilerde ins lauwarme Wasser in der Wanne und verteilt sie gut darin. Dann badet man 10 – 15 Minuten, spült danach den Lehm oder Löß gleich ab oder läßt ihn noch einige Zeit zur besseren Wirkung am Körper trocknen.

Lehmvollbäder sollten wöchentlich nicht häufiger als 2- bis höchstens 3mal durchgeführt werden, wenn man sie gut verträgt. Das Badezimmer muß ausreichend beheizt sein, der Körper wird vorher durch etwas Gymnastik oder Sport gut durchwärmt. Wenn man während des Badens trotzdem fröstelt oder sich unwohl fühlt, wird sofort unterbrochen, die Heilerde abgespült und bis zur Besserung im vorgewärmten Bett geruht. Erneute Vollbäder sollten bei solchen Begleiterscheinungen erst nach Rücksprache mit dem Therapeuten durchgeführt werden, bei Bedarf muß man sich zukünftig mit den oft besser verträglichen Teilanwendungen begnügen.

Vollbäder mit Lehm oder Löß wirken allgemein anregend, durchblutungsfördernd, innerlich reinigend und umstimmend; außerdem helfen sie bei ausgedehnteren Haut-, Muskel- und Gelenkerkrankungen, die durch Teilanwendungen nicht ausreichend behandelt werden können. Man benötigt dazu im Durchschnitt 2 kg Heilerde.

Teilanwendungen werden je nach Heilanzeigen als Sitz-, Arm- oder Fußbäder wie folgt durchgeführt:

● *Sitzbad*

Man kann dazu eine spezielle Sitzbadewanne verwenden, aber auch in jeder anderen passenden Wanne baden. Der Körper taucht dazu bis in die Höhe der Nieren ins Wasser ein, die Oberschenkel sind bis zur Mitte bedeckt, der Rest der Beine befindet sich außerhalb der Wanne; es ist aber auch möglich, den ganzen Unterkörper mitsamt den Beinen zu baden, dadurch wird die Wirkung verstärkt.

- *Armbad*

  Das Bad umfaßt die Hände und Arme, das Wasser soll bis unter die Achselhöhlen reichen. Man benötigt dazu eine ausreichend breite und hohe Wanne, in der man gleichzeitig beide Arme eintaucht. Um die Wirkung der milden Teilanwendung zu verstärken, beläßt man den Lehm noch bis zum Trocknen auf den Armen.

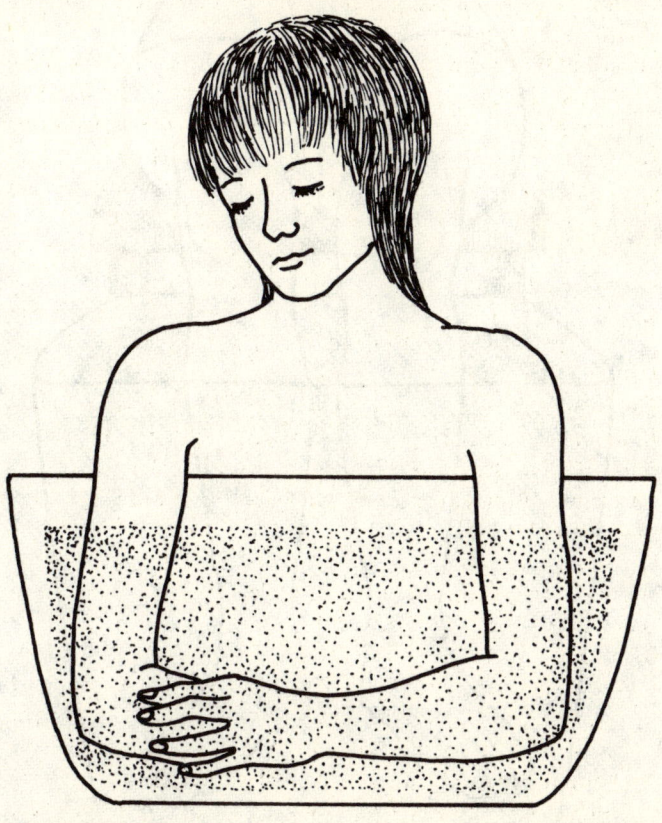

*Armbad*

- *Fußbad*

   Die Bezeichnung Fußbad hat sich seit Pfarrer Kneipp zwar
   eingebürgert, weil man in dessen Heimat das ganze Bein einfach als Fuß bezeichnet, ist aber nicht korrekt; genauer gesagt
   handelt es sich um ein Unterschenkelbad, bei dem das Wasser

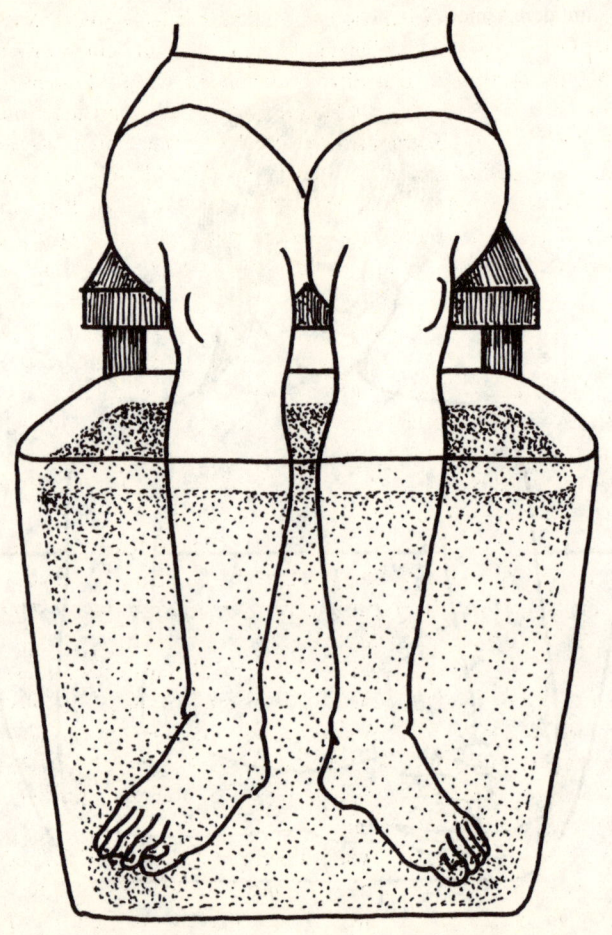

*Fußbad*

ungefähr bis zur Wadenmitte reicht. In die Wanne taucht man beide Beine mit den Füßen voran gleichzeitig ein. Die Anwendung wirkt stärker als das Armbad, aber auch hier empfiehlt es sich wieder, den Lehm noch bis zum Bröckeln an den Beinen zu belassen.

Alle 3 Teilbäder werden wie das Vollbad mit lauwarmem Wasser nur im ausreichend beheizten Raum am gut durchwärmten Körper angewendet. Das Sitzbad dauert bis zu 20 Minuten, das Arm- und Fußbad 20 – 30 Minuten. Angezeigt sind die Teilanwendungen bei Erkrankungen in den behandelten Körpergebieten, Sitzbäder auch anstelle von Vollbädern, wenn diese schlecht vertragen werden. Die Arm- und Fußbäder kann man mehrmals wöchentlich, bei Bedarf auch einmal täglich anwenden, Sitzbäder grundsätzlich nicht häufiger als 4mal pro Woche.

Bäder mit Moor strengen wegen der Kreislaufwirkung noch stärker als Lehm-und Lößbäder an. Deshalb sollten zumindest die Vollbäder auch von Gesunden erst nach Zustimmung des Therapeuten angewendet werden, Kranke befragen ihn grundsätzlich immer vor der ersten Anwendung.

Das Moorbad wird warm bei 38 – 40 °C durchgeführt, gegen akutentzündliche rheumatische Gelenkkrankheiten immer nur kalt. Man löst dazu entweder das dickflüssige Moor oder Moorwasser im Badewasser auf. Die Dosis richtet sich nach der Gebrauchsanweisung; im Durchschnitt benötigt man für 1 Vollbad 1000 – 1500 g, bei Teilbädern entsprechend weniger.

Vollbäder mit Moorzusatz eignen sich bei rheumatischen Muskel- und Gelenkerkrankungen, Durchblutungsstörungen, Nervenschmerzen und anderen Erkrankungen, die nicht nur örtlich behandelt werden können. Das Sitzbad wird vor allem bei Frauenleiden empfohlen, Arm- und Fußbäder wendet man bei Erkrankungen dieser Glieder an.

Im allgemeinen genügen wöchentlich 2 – 3 Voll- oder Teilbäder, die weniger anstrengenden Arm- und Fußbäder können bei Bedarf auch bis zu 5mal wöchentlich durchgeführt werden. Das Bad dauert 20 – 25 Minuten, Vollbäder sollten je nach Verträglichkeit

auch kürzer angewendet werden. Ansonsten gilt, was oben zu den Bädern mit Lehm und Löß gesagt wurde.

Die verschiedenen Anwendungsmöglichkeiten der heilenden Erden ermöglichen eine gut auf Alter, Konstitution und Krankheit des einzelnen Patienten abzustimmende Behandlung. Diese genaue Dosierbarkeit bildet eine wesentliche Voraussetzung der erfolgreichen Therapie.

# Heilerden zur Selbsthilfe
# im Krankheitsfall

Immer mehr Menschen wollen heute nicht mehr länger nur passives Objekt der Medizin bleiben und alle Maßnahmen einfach gläubig über sich ergehen lassen, sondern aktiv einen Beitrag zur Erhaltung oder Wiederherstellung ihrer Gesundheit leisten. Das erklärt sich teils aus der wachsenden Einsicht, daß man Gesundheit nicht »auf Krankenschein« bekommt, sondern sich selber darum bemühen muß, teils aber auch aus dem zunehmenden Mißtrauen gegenüber der Schulmedizin, deren Heilverfahren in der letzten Zeit wegen schwerer Nebenwirkungen ins Kreuzfeuer der Kritik gerieten und die dem kranken Menschen nicht mehr die menschliche Zuwendung gibt, die mindestens ebenso wichtig wie das richtige Medikament für die Heilung ist.

Grundsätzlich ist dieser Trend zur Selbsthilfe zu begrüßen, denn die damit verbundene Einsicht in die Eigenverantwortung für die Gesundheit steht am Anfang der dringend notwendigen Reform der heute üblichen falschen Ernährungs- und Lebensweise. Außerdem begünstigt das die Rückkehr zu altbewährten, gut verträglichen Naturheilverfahren, denn viele chemische Arzneimittel stehen unter Rezeptpflicht und können deshalb nicht zur Selbstbehandlung verwendet werden.

Andererseits ist damit aber auch ein gewisses Risiko verbunden, denn durch unsachgemäße Selbsthilfe kann unter Umständen eine ernstere Krankheit unnötig verschleppt werden, bis vielleicht überhaupt keine wirksame Therapie mehr möglich ist. Überbewerten muß man diese Gefahr aber auch nicht; es liegen Untersuchungen vor, nach denen die Selbstbehandlung lediglich bei 5 % aller Patienten zu einer ernsteren Gefährdung führt. Gewiß, das

sind immer noch 5 % zuviel, aber wenn man die Grundregeln der Selbsthilfe strikt beachtet, können die Risiken praktisch auf Null reduziert werden.

## Grenzen der Selbstbehandlung

Naturheilmittel, zu denen auch die heilenden Erden gehören, sind größtenteils rezeptfrei erhältlich. Das darf aber nicht dazu verleiten, jede Gesundheitsstörung selbständig damit zu behandeln. Zwar können sie auch bei schweren Krankheiten angezeigt sein, dann aber nur unter fachmännischer Verlaufskontrolle, um jedes Risiko auszuschalten. Sonst besteht sogar die Gefahr, daß der Patient vorübergehend zum »eingebildeten Gesunden« wird, weil Symptome verschwinden, während die Krankheitsursachen unvermindert fortbestehen.

Woran erkennt man nun, ob eine Gesundheitsstörung in eigener Verantwortung oder nur unter fachmännischer Kontrolle behandelt werden darf? Dazu gelten die nachstehenden Grundsätze:

- Alle offensichtlich einfachen Erkrankungen, zum Beispiel eine banale Erkältung, vorübergehende Verdauungsstörungen durch Ernährungsfehler oder Kopfschmerzen nach einer Aufregung, können ohne Risiko selbst behandelt werden; Naturheilmittel bieten sich dabei als Alternative zu den sonst gebrauchten rezeptfreien chemischen Arzneimitteln an, bei denen immer das Risiko unerwünschter Nebenwirkungen besteht.

- Alle unklaren Symptome, die nicht innerhalb von 1 – 3 Tagen durch die Selbsthilfe geheilt werden, sich vielleicht trotz der Behandlungen sogar noch verschlimmern, erfordern auch dann fachmännische Untersuchung, wenn es sich nur um leichtere Beschwerden handelt, weil erst die richtige Diagnose in solchen Fällen eine wirksame, gezielte Behandlung der Krankheitsursachen ermöglicht.

- Wenn das Allgemeinbefinden von Anfang an stärker beeinträchtigt ist, erhebliche Schmerzen und andere Beschwerden bestehen, die Körpertemperatur sich stärker erhöht oder das Bewußtsein gestört wird, muß sofort der Fachmann zuge-

zogen werden; Naturheilmittel dürfen dann allenfalls vorübergehend einmal anstelle chemischer Arzneimittel bis zur Untersuchung durch den Fachmann angewendet werden, aber oft empfiehlt es sich, auch darauf zu verzichten, um das Krankheitsbild nicht zu verschleiern; da bei uns jederzeit fachmännische Hilfe bei akut auftretenden Krankheiten erreichbar ist, erübrigt sich diese Soforthilfe in eigener Verantwortung meist.

● Auch alle chronischen oder häufig wiederkehrenden Gesundheitsstörungen erfordern unbedingt baldige fachmännische Hilfe, selbst wenn die Beschwerden harmlos erscheinen.

Zusammenfassend kann man also empfehlen, daß grundsätzlich jede Beeinträchtigung des Gesundheitszustands, die nicht sicher auf harmlose Ursachen zurückzuführen ist, so rasch wie möglich fachmännisch geklärt werden muß. Im Zweifelsfall sucht man besser wegen einer banalen Gesundheitsstörung den Therapeuten auch einmal unnötig auf, als das geringste Risiko einzugehen. Bei strikter Beachtung dieses obersten Gebots für die Selbsthilfe im Krankheitsfall besteht so gut wie keine Gefahr, daß eine Erkrankung unnötig verschleppt wird.

Auch wenn eine Krankheit zunächst nach fachmännischer Verordnung chemische Medikamente erfordert, bedeutet das nicht grundsätzlich einen Verzicht auf Naturheilverfahren. Sie können vielmehr ergänzend und zur Nachbehandlung verabreicht werden und erlauben oft, die Therapie durch chemische Arzneimittel früher zu beenden.

Diese biologische Zusatztherapie sollte aber möglichst immer mit dem Fachmann besprochen werden. Da jedoch immer noch viele Schulmediziner der Biomedizin skeptisch bis kompromißlos ablehnend gegenüberstehen, kann es erforderlich werden, die ergänzende Behandlung in eigener Verantwortung durchzuführen. In den meisten Fällen ist das problemlos möglich, weil sich viele Naturheilmittel mit allen anderen Heilverfahren vertragen. Manche chemische Medikamente (insbesondere Cortison) setzen allerdings die Wirkung der biologischen Heilmittel herab, so daß man diese besser erst zur Nachbehandlung verabreicht; dabei

können dann auch gleich mögliche unerwünschte Folgen der chemischen Medikamente behandelt werden.

Am besten wäre es, sich einen Therapeuten zu suchen, der natürlichen Heilverfahren aufgeschlossen gegenübersteht. Dann wird eine zusätzliche Behandlung überflüssig, weil er von vornherein alle geeigneten biologischen Heilmittel verordnen wird.

Die vorstehenden Einschränkungen und Grundregeln der Selbsthilfe gelten nicht nur für die Behandlung durch Lehm, Löß, Moor und Fango, sondern für alle Naturheilverfahren.

## Anwendungsgebiete der Erden

Die verschiedenen heilenden Erden können vielseitig genutzt werden. Oft empfiehlt es sich, sie gleichzeitig innerlich und äußerlich anzuwenden, um eine umfassende Wirkung zu erzielen; das gilt vor allem für rheumatische Erkrankungen und Hautleiden, bei denen nach den Erfahrungen der Biomedizin innere Ursachen fast immer eine Rolle spielen. Andere Krankheiten sprechen auch auf die bloße innerliche oder äußerliche Behandlung gut an, zum Beispiel die verschiedenen Verdauungsstörungen oder Verletzungen.

In vielen Fällen soll sich die Therapie nicht allein auf die Anwendung der heilenden Erde beschränken, sondern zusätzlich andere Naturheilverfahren einsetzen, damit die Krankheitsursachen umfassend beeinflußt werden können. Deshalb geben wir hier auch Empfehlungen dazu. Die Einnahme der anderen Mittel darf aber nicht gleichzeitig mit der Heilerde erfolgen, denn sie kann die Wirkstoffe binden; daher empfiehlt es sich, einen Abstand von 1 bis 2 Stunden einzuhalten.

Bei den nachstehenden Krankheiten handelt es sich um die wichtigsten Anwendungsgebiete der heilenden Erden. Im Einzelfall können diese auch noch bei anderen Erkrankungen eingesetzt werden, die hier nicht mehr alle aufzuführen waren. Darüber geben die Gebrauchsanweisungen der verschiedenen Heilmittel und der biologisch orientierte Therapeut Auskunft.

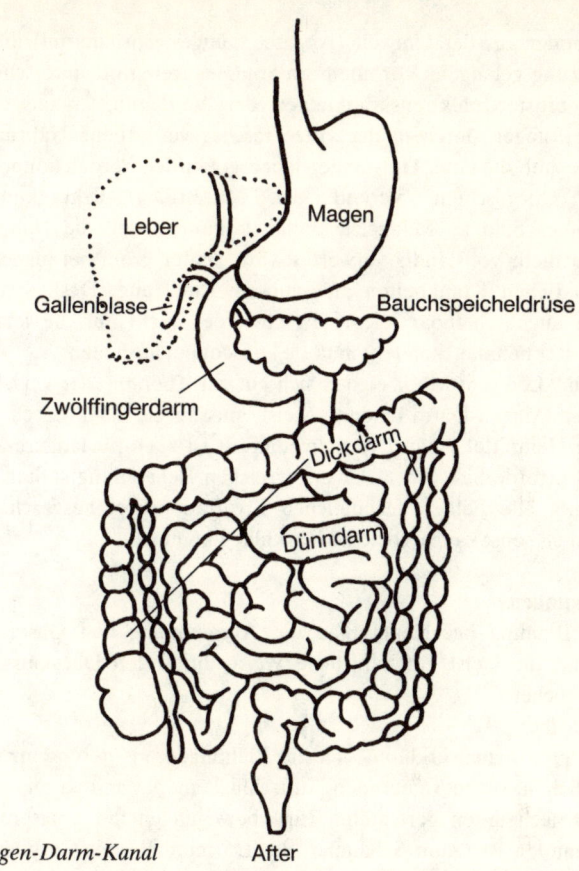

*Magen-Darm-Kanal*     After

## Magen-Darm-Erkrankungen

Krankheiten des Magen-Darm-Trakts kommen heute häufig vor und verlaufen nicht selten chronisch. Teilweise erklären sie sich aus der üblichen falschen Zivilisationskost, zum Teil auch noch aus Streß und Hektik des modernen Alltags, die besonders häufig auf den Magen schlagen. Hinzu kommen vermehrt allergische Reaktionen auf unverträgliche Nahrungsmittelzusätze, die zur Schönung, Aromatisierung und Konservierung zugefügt wer-

den oder aus der Umwelt (Abgase, Dünge-, Spritzmittel) in die Nahrung gelangen. Vor allem im Sommer treten oft unterschiedlich ernste Infektionskrankheiten der Verdauungsorgane oder Vergiftungen durch in der Hitze rascher verdorbene Nahrungsmittel auf, die unter Umständen lebensgefährlich werden können.

Bei chronischem Verlauf der Magen-Darm-Erkrankungen kann es bald zu Mangelzuständen kommen, weil die Nahrung nicht mehr vollständig verwertet wird. Später droht bei manchen chronischen Krankheiten die krebsige Entartung. Deshalb darf man auch scheinbar leichte Beschwerden nicht auf die leichte Schulter nehmen, sondern muß sie konsequent ausheilen.

Lehm, Löß und Moor eignen sich gut zur Therapie der verschiedenen Magen-Darm-Leiden. Meist müssen sie aber durch andere Heilmittel ergänzt werden, und oft ist auch für längere Zeit Diät erforderlich. Nach der erfolgreichen Behandlung sollten zukünftig alle Fehler der üblichen Zivilisationskost ausgeschaltet werden, sonst kann es bald zu Rückfällen kommen.

### Blähungen

Als Blähung bezeichnet man die Ansammlung von Gasen im Darm, die meist auf natürliche Weise durch den Darmausgang entweichen.

*Ursachen:*

In vielen Fällen erklären sich die Blähungen aus nervösem, willentlich nicht zu steuernden Luftschlucken, das mit krampfartigen, nach unten gerichteten Eigenbewegungen der Speiseröhre verbunden ist. Zum Schäumen des Darminhalts mit Gasbildung kommt es auch nach dem Genuß von Hülsenfrüchten, Kohl, Mineralwasser, Sekt und anderen blähenden Speisen oder Getränken, bei Mangel an Verdauungssäften oder Störungen der Darmflora. Schließlich können Verkrampfungen der Bauchorgane, chronische Darmträgheit oder der akut lebensgefährliche Darmverschluß zu Blähungen führen.

*Symptome:*

Der Leib wird durch die Gase schmerzhaft aufgetrieben, und Koliken treten auf; außerdem bestehen oft Schmerzen hinter dem Brustbein und ein Kloßgefühl im Hals. In schweren Fällen

(Roemheldscher Symptomenkomplex) beengt das durch die Gase nach oben gedrängte Zwerchfell Herz und Lungen derart, daß Herzbeschwerden und Kurzatmigkeit entstehen; bei bereits vorgeschädigtem Herzen kann sogar ein akuter Infarkt ausgelöst werden. Auf einen Darmverschluß weist völlige Stuhl- und Windverhaltung hin, oft zusätzlich Kotbrechen.

*Behandlung:*

Sie richtet sich nach den Ursachen, die oft nur vom Therapeuten genau ermittelt werden können. Zur Grundbehandlung empfiehlt sich eine Ernährungsweise, die alle blähenden Getränke und Speisen vermeidet und ausreichend Ballaststoffe für die regelmäßige Stuhlentleerung enthält.*Störungen der Darmflora, die nur vom Therapeuten sicher festgestellt werden können, behandelt man in leichteren Fällen durch milchsaure Nahrungsmittel, wie Joghurt, Quark und Sauerkraut, oder die Einnahme von Milchzucker; genügt das nicht, verordnet der Therapeut die notwendigen Arzneimittel.

Lehm und Löß empfehlen sich zur Soforthilfe, weil sie die Gase im Darm binden. Dazu gibt man $1/2$ – 1 Teelöffel der Heilerde in 1 Glas Wasser, dem man 6 – 8 Tropfen Kümmelöl zufügt, oder in die gleiche Menge Tee aus Gänsefingerkraut, Kamille und Kümmel; von dieser Kräutermischung gibt man 1 Teelöffel auf 1 Tasse kochendes Wasser. Zusätzlich können bei starken Blähungen zur Entkrampfung des Darms heiße Leibauflagen angezeigt sein.

Chronische Blähungen werden durch Lehm, Löß und Moor über längere Zeit behandelt, um die Ursachen auszuheilen. Im Durchschnitt gibt man 2- bis 3mal täglich $1/2$ – 1 Teelöffel Heilerde in Wasser oder dem genannten Kräutertee vor oder nach den Mahlzeiten, Trinkmoor und Moortabletten nach Gebrauchsanweisung. Dadurch werden allmählich die Verhältnisse im Verdauungstrakt wieder normalisiert. Der Therapeut kann zusätzlich bei Bedarf weitere Heilmittel verordnen.

---

* Über die Bedeutung der Ballaststoffe informiert ausführlich der ECON Ratgeber ETB 20082 »Gesund und fit durch Ballaststoffe« von Gerhard Leibold.

**Darmfloraschäden**

Im unteren Dünndarm und im gesamten Dickdarm sind zahlreiche Bakterien angesiedelt, die in Symbiose (zu gegenseitigem Nutzen) hier leben. Diese Darmflora wirkt bei der Verdauung und verschiedenen Stoffwechselfunktionen mit, bildet einige wichtige Vitamine und schützt vor vielen Krankheitserregern.

*Ursachen:*

Störungen der Darmflora stehen mit der üblichen falschen Ernährung und der damit oft verbundenen chronischen Darmträgheit in Verbindung. Außerdem werden die Darmbakterien bei der Behandlung durch Antibiotika und ähnlichen Medikamenten zerstört, da diese nicht zwischen nützlichen Kleinstlebewesen und Krankheitserregern unterscheiden können.

*Symptome:*

Bei Schädigung der Darmkeime kommt es im Darm zu Fäulnisprozessen, die sich vor allem durch Blähungen und Koliken bemerkbar machen. Außerdem wird die Nahrung nicht mehr richtig verwertet, was bald zu Mangelkrankheiten führt und den Zellstoffwechsel indirekt stört, so daß es schlimmstenfalls nach einiger Zeit vermutlich sogar zur krebsigen Entartung kommen kann (praktisch alle Krebskranken leiden unter Störungen der Darmflora). Schließlich treten noch häufig Darmträgheit, Durchfall oder beide Symptome abwechselnd auf, und es entwickelt sich ein Mangel an den Vitaminen, die normalerweise zum Teil von den Darmkeimen gebildet werden.

*Behandlung:*

Störungen der Darmflora kann nur der Fachmann sicher nachweisen, der deshalb bei den oben genannten Symptomen bald zur Klärung aufgesucht werden sollte. Zur Behandlung eignen sich in leichten Fällen die Reform falscher Ernährungsgewohnheiten und vermehrte Zufuhr gesäuerter Milchprodukte und milchsaurer Gemüse; dabei ist zu beachten, daß sie Milchsäure in der rechtsdrehenden Form enthalten, denn die chemisch nur geringfügig andere, linksdrehende Milchsäure schadet der Gesundheit. Auch Milchzucker, der den Darmbakterien als »Futter« dient, kann die gesunde Darmflora wieder aufbauen. Bei ausgeprägten Störungen verordnet der Therapeut Arzneimittel, die entweder die

Stoffwechselprodukte gesunder Darmkeime oder die nützlichen Darmbakterien selbst enthalten, um die Flora rasch wieder aufzubauen.

Heilerden nehmen auf die Darmflora nicht unmittelbar Einfluß, sondern sorgen im Darm dafür, daß die nützlichen Bakterien optimale Lebensbedingungen vorfinden; außerdem lindern sie die Symptome der Darmfloraschäden, bis die gegen die Ursachen gerichtete Behandlung wirksam wird. Dazu gibt man 2mal täglich je $^1/_2$ – 1 Teelöffel Lehm oder Löß in Wasser oder Tee, Trinkmoor und Moortabletten nach Gebrauchsanweisung.

Da bekannt ist, daß Antibiotika die Darmflora schwer schädigen können, beugt man dem am besten vor, indem man bei Beginn einer Behandlung mit solchen Arzneimitteln gleichzeitig dafür sorgt, daß die Darmflora durch entsprechende Ernährung oder Arzneimittel stabilisiert und weitgehend ungestört erhalten wird.

## Darmkatarrh

Entzündungen der Darmschleimhaut können flüchtig mit leichten Symptomen auftreten und in kurzer Zeit von selbst wieder verschwinden, aber auch lebensbedrohlich verlaufen. Man darf keine Risiken eingehen, sondern konsultiert bei allen nicht eindeutig harmlosen Katarrhen unverzüglich den Fachmann.

*Ursachen:*

Akute Darmkatarrhe entstehen meist durch Ernährungsfehler, Infektionen oder Vergiftungen mit verdorbener Nahrung, immer häufiger auch durch allergische Reaktionen der Darmschleimhaut. Als weitere Ursachen kommen verschiedene Stoffwechselstörungen, Leberleiden, seltener Reizungen des Gehirns durch Sonne (Sonnenstich) in Frage. Bei chronischen Darmkatarrhen kann es sich um eine verschleppte akute Entzündung handeln, zu denken ist aber auch an Störungen der Darmflora.

*Symptome:*

Durchfall und schmerzhafte Koliken im Leib sind die Leitsymptome des akuten Darmkatarrhs. Der Durchfall kann oft als nützliche Abwehrreaktion verstanden werden, weil dadurch die Giftstoffe rasch wieder ausgeschieden werden; deshalb soll man ihn nicht in jedem Fall sofort rasch unterdrücken. Bei Infektionen

kommt noch unterschiedlich hohes Fieber hinzu. Wenn die Patienten auch unter Erbrechen leiden, ist wahrscheinlich die Magenschleimhaut mit entzündet. In chronischen Fällen können Durchfall und Verstopfung wechseln oder es besteht nur chronische Darmträgheit, oft von Blähungen begleitet.

*Behandlung:*

Wenn höheres Fieber besteht, das Allgemeinbefinden stärker beeinträchtigt ist oder die Beschwerden länger als 2 Tage unvermindert anhalten, besteht der Verdacht auf eine ernstere Infektion oder Vergiftung, und der Fachmann muß zugezogen werden. Selbsthilfe ist nur erlaubt, wenn sich der Katarrh aus einer banalen Infektion oder einem Ernährungsfehler erklären läßt.

Lehm und Löß saugen bei Darmkatarrhen die Krankheitsstoffe im Darm auf und lindern die Entzündungen, so daß die Symptome meist rasch gelindert werden. Je nach Schwere des Krankheitsbilds gibt man dazu 2- bis 3mal täglich je $1/_2$ – 1 Teelöffel Heilerde, bei Bedarf auch bis zur doppelten Dosis.

Am besten nimmt man die Heilerde in Kräutertee ein, der zusätzlich gegen die Entzündung wirksam ist; geeignet sind unter anderem Eichenrinde, Heidelbeerblätter, Kamillen, Pfefferminze, Salbei, Thymian, Tormentill, aber auch der gerbstoffreiche Schwarztee und bei stärkeren Koliken krampflösender Tee mit Gänsefingerkraut. Von den Tees kann man täglich bis zu 6 Tassen ungesüßt einnehmen, auf Nahrung wird für 1 – 2 Tage verzichtet (Teefasten).

Gut bewährt hat sich bei Darmkatarrhen auch die Apfelkur; dazu nimmt man täglich etwa 1 kg rohe Äpfel in 5 Portionen ein, die roh auf einer Glasreibe geraffelt werden. Zusätzlich gibt man Heilerde in der oben genannten Dosis in Wasser oder Tee, aber keine feste Nahrung.

Chronische Darmkatarrhe erfordern eine Langzeitbehandlung nach fachmännischer Verordnung, wobei neben Heilerde vor allem noch Diät und Maßnahmen zur Normalisierung der Darmflora erforderlich sind. Es genügt in solchen Fällen, wenn man täglich 2mal je $1/_2$ – 1 Teelöffel Heilerde verabreicht. Trinkmoor und Moortabletten können ebenfalls gut helfen und werden nach Gebrauchsanweisung eingenommen.

Dauern Darmkatarrhe länger als 2 – 3 Tage, kann es wegen der Durchfälle zu erheblichen Flüssigkeits- und Mineralverlusten kommen, die rasch lebensgefährlich werden. Als erstes Warnzeichen treten oft Wadenkrämpfe auf. Dann muß sofort ärztlich – oft in der Klinik – behandelt werden, ehe akute Lebensgefahr besteht.

**Dickdarmentzündung**

Entzündungen der unteren Darmabschnitte neigen oft zum chronischen Verlauf und stehen nicht selten mit seelisch-nervösen Einflüssen in Zusammenhang. Deshalb erweist sich die Behandlung im Einzelfall als schwierig und langwierig.

*Ursachen:*

Akute Dickdarmentzündungen entstehen meist durch Infektionen mit verschiedenen Krankheitserregern; bei chronischem Verlauf spielen oft allergische und seelisch-nervöse Faktoren eine Rolle, wenn es sich nicht um eine unsachgemäß behandelte, verschleppte akute Infektion handelt.

*Symptome:*

Bei akuten Entzündungen kommt es meist zu Durchfall und Koliken, bei Infektionen zu höherem Fieber. Der Wechsel von Durchfall und Verstopfung oder chronische Darmträgheit und schmerzhafte Koliken im Leib kennzeichnen die chronische Entzündung. Auf dem Kot findet man oft viel Schleim, bei geschwüriger Entzündung auch Blut.

*Behandlung:*

Die Therapie ist Aufgabe des Fachmanns und richtet sich nach den Ursachen. Bei ernsteren Infektionen können Antibiotika erforderlich werden, die man zum Schutz der Darmflora durch geeignete Mittel ergänzt, in leichten akuten Fällen genügt die weiter vorne beim Darmkatarrh beschriebene Behandlung, wobei Lehm und Löß die Krankheitsstoffe im Darm aufsaugen und die Schleimhautentzündung lindern.

Bei chronischem Verlauf muß für längere Zeit eine fett- und eiweißarme Diät eingehalten werden, unterstützt durch Apfel- und Bananenkuren mit Joghurt und anderen gesäuerten Milchprodukten. Darüber hinaus werden wie beim Darmkatarrh Kräu-

tertees mit Heilerde, Trinkmoor oder Moortabletten verabreicht. Seelische Ursachen können durch autogenes Training, Selbsthypnose oder fachmännische Psychotherapie beeinflußt werden. Manchmal kann es bei hartnäckigem Verlauf sogar notwenig werden, den Dickdarm für einige Zeit stillzulegen, indem man weiter oben chirurgisch einen künstlichen Darmausgang schafft.

Speziell bei allergischen Dickdarmkatarrhen empfiehlt sich der Versuch, durch Probemahlzeiten herauszufinden, auf welche Nahrungsmittel man überempfindlich reagiert; sie müssen zukünftig strikt gemieden werden. Am besten führt man diese Probemahlzeit unter fachmännischer Aufsicht oder in der Klinik durch. Allerdings gelingt es dadurch nicht immer, alle allergischen Ursachen genau zu ermitteln.

## Durchfall

Der Durchfall bildet keine eigenständige Krankheit, sondern das Symptom einer Erkrankung, die oft nur vom Fachmann sicher erkannt und wirksam behandelt werden kann.

*Ursachen:*

Meist tritt Durchfall zusammen mit einem Darmkatarrh durch Infektionen, Vergiftungen oder als allergische Reaktion auf. Bei gärenden, fettigen, übelriechenden Durchfällen muß an unvollständige Verdauung durch Mangel an Verdauungssäften und/oder Störungen der Darmflora gedacht werden. Als weitere Ursachen kommen noch Überfunktion der Schilddrüsen und seelisch-nervöse Reize (wie Angst, Schreck, Aufregung) in Frage.

*Symptome:*

Die dünnflüssigen Stühle werden zu häufig entleert, meist treten dabei schmerzhafte Koliken auf. Bei Infektionen ist die Körpertemperatur unterschiedlich stark erhöht. Als Folge des Flüssigkeits- und Salzverlustes kann es schon nach 2 – 3 Tagen zu Wadenkrämpfen als erstem Warnzeichen der Austrocknung des Körpers kommen, die sofort vom Arzt behandelt werden muß, ehe akute Lebensgefahr besteht.

*Behandlung:*

Sie entspricht der beim Darmkatarrh beschriebenen Therapie. Heilerde mit Kräuter- oder Schwarztee und die Apfelkur helfen

meist innerhalb von 1 – 2 Tagen, andernfalls wird spätestens am 3. Tag der Therapeut zugezogen.

Bei akutem Durchfall durch seelisch-nervöse Reize muß im allgemeinen keine Behandlung durchgeführt werden, da er nach kurzer Zeit zum Stehen kommt.

Kehren Durchfälle häufig wieder, kann nur die gründliche Untersuchung die Ursachen klären, die dann gezielt behandelt werden müssen. Abfinden darf man sich nicht damit, selbst wenn keine stärkeren Beschwerden auftreten, weil sich sonst bald Mangelkrankheiten und eine chronische Darmentzündung entwickeln können.

Wegen der völligen Darmentleerung kann es als Reaktion nach Durchfall für einige Tage zur Verstopfung kommen. Dagegen darf man niemals Abführmittel einnehmen, die den gerade geheilten Darm erneut reizen. Eine Ernährung mit ausreichend Rohkost, Buttermilch und Leinsamen oder Weizenkleie beseitigt die Verstopfung bald auf natürliche Weise.

## Magengeschwür

Geschwüre der Magenschleimhaut gehören zu den psychosomatischen Krankheiten, werden also fast immer mit durch seelisch-nervöse Faktoren verursacht. Sie neigen oft dazu, immer wieder aufzutreten, insbesondere wenn es nicht gelingt, die psychischen Ursachen zu überwinden.

*Ursachen:*

Normalerweise schützt sich die Magenschleimhaut selbst vor der Verdauung durch den sauren Magensaft. Das gelingt aber nur, wenn sie ausreichend durchblutet ist und die Magensäure nicht im Übermaß entsteht. Durch Streß, Angst, ungelöste Konflikte und andere seelisch-nervöse Einflüsse, Alkohol- und Nikotinmißbrauch (sie stehen oft mit den seelisch-nervösen Ursachen in Zusammenhang), aber auch bei zu hastigem Essen, starkem Würzen, zu heißen und kalten Nahrungsmitteln oder Getränken und bei chronischer Magenschleimhautentzündung entwickelt sich oft ein Geschwür.

*Symptome:*

In typischen Fällen macht sich das Magengeschwür durch

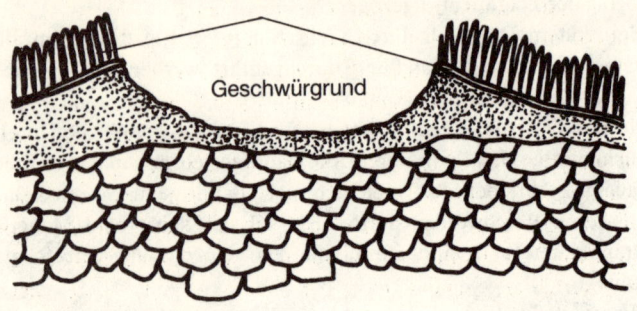

normale Magenschleimhaut

Geschwürgrund

*Magengeschwür (schematisch)*

Schmerzen im Nüchternzustand und bald nach dem Essen bemerkbar; die Schmerzen können in den Rücken ausstrahlen. Nicht selten bestehen aber keine so eindeutigen Beschwerden, sondern nur unklare Kopf- und Rückenschmerzen mit allgemeinem Krankheitsgefühl. Aus noch nicht genau geklärten Gründen beginnen Magengeschwüre besonders häufig im Frühjahr und können dann einige Zeit mit Frühjahrsmüdigkeit verwechselt werden.

Als Komplikationen drohen Magenblutungen und Durchbruch des Geschwürs in den Bauchraum, in chronischen Fällen kann es zur krebsigen Entartung kommen.

*Behandlung:*

Die Krankheit muß immer ernstgenommen und nach Verordnung des Therapeuten ganzheitlich körperlich-seelisch behandelt werden, damit das Geschwür dauernd ausheilt. Gelingt das nicht, kann auch einmal eine Operation erforderlich werden; sie beseitigt allerdings nicht die eigentlichen Krankheitsursachen.

Zur Grundbehandlung gibt man nach Verordnung eine leichte, reizarme Diät, die blähende, fette und schwere Mahlzeiten, Süßigkeiten und Alkohol strikt meidet; auch auf Nikotin muß strikt verzichtet werden. Die noch vor wenigen Jahren gebräuchliche strenge Magenschonkost ist heute nicht mehr gebräuchlich, da sie die Heilung kaum förderte, aber oft bald zu Mangelzuständen

führte. Die Mahlzeiten werden auf 5 – 7 Portionen über den Tag verteilt, gut gekaut und in Ruhe eingenommen.

Außerdem gehört die seelische Behandlung zur Basistherapie. Autogenes Training, Meditation und andere Methoden zur Entspannung und positiven Selbstbeeinflussung haben sich gut gegen Streß und Hektik des Alltags bewährt; bei Bedarf empfehlen sich auch Hypnose oder fachmännische Psychotherapie.

Lehm, Löß und Moor eignen sich gut, um Magengeschwüre erfolgreich zu behandeln. Trinkmoor oder Moortabletten fördern vor allem die Durchblutung der Magenschleimhaut, normalisieren die Säureverhältnisse und lindern die Schmerzen; sie werden nach Gebrauchsanweisung mit Wasser oder Tee verabreicht. Auch Lehm und Löß normalisieren die Säureverhältnisse im Magen und fördern die Abheilung von Geschwüren; sie werden mit $1/_2 – 1$ Teelöffel 2- bis 3mal täglich in Wasser oder Tee eingenommen.

Durch kurmäßige Anwendung über mehrere Wochen bis Monate kann allein schon dadurch eine völlige Heilung auch in hartnäckigen Fällen erreicht werden, wie der folgende Fall aus der Praxis zeigt. Der Patient, ein Mann in den besten Jahren, stand beruflich unter hohem Streß und fand deshalb auch kaum Zeit, um seine Mahlzeiten regelmäßig in Ruhe einzunehmen. Er rauchte viel und sprach abends zur Entspannung oft harten Alkoholika zu. Als Folge seiner ungesunden Lebensweise traten seit einigen Jahren immer wieder Magengeschwüre auf, die zwar vorübergehend abheilten, aber bald zurückkehrten. Sein Arzt riet jetzt zur Operation, die der Patient aber vermeiden wollte.

Der Schock einer möglichen Operation motivierte ihn genügend, um die biologische Behandlung durchzuhalten. Da seelisch- nervöse Ursachen im Vordergrund standen, erlernte er autogenes Training und wurde gleichzeitig vom Rauchen »entwöhnt«, was er auch rasch schaffte. Außerdem wurde er auf leichte Magenschonkost gesetzt, erhielt 3mal täglich je $1/_2$ Teelöffel Heilerde in 1 Tasse Kamillentee und führte zur Kräftigung des Nervensystems und Stabilisierung seines Allgemeinbefindens außerdem 3mal wöchentlich Lehmvollbäder durch.

Die strikt eingehaltene Therapie, die zeitweise mit dem Urlaub des Patienten zusammenfiel und dadurch begünstigt wurde, heilte

das Magengeschwür innerhalb von 5 Wochen vollständig. Ob dieser Erfolg allerdings Bestand haben wird, erscheint fraglich, denn auch dieser Patient warf – wie man es in der Praxis leider oft erleben muß – nach der Heilung seine guten Vorsätze wieder über Bord und verfiel in seine alten Gewohnheiten. Vorsorglich will er aber wenigstens die Heilerde zukünftig regelmäßig einnehmen, was seine Aussichten auf Heilung etwas verbessert.

Neben Heilerde kann man bei Magengeschwüren noch verschiedene pflanzliche Heilmittel verwenden. Gut bewährt haben sich vor allem Eichenrinde, Kamille und Tormentill, in hartnäckigen Fällen auch Lakritzwurzel, Kartoffel- und Kohlsaft. Die letztgenannten 3 pflanzlichen Heilmittel wirken auch bei chronischen Geschwüren oft noch überraschend gut, vor allem wenn man sie mit Heilerde kombiniert.

Außerdem kann die zu Unrecht vernachlässigte Rollkur mit Kamillentee, dem isolierten Kamillenwirkstoff Azulen oder Lösungen mit Silbereiweiß oder Wismut empfohlen werden. Die nach Gebrauchsanweisung zubereitete Lösung ($1/4$ l pro Anwendung) wird morgens nüchtern verabreicht; dann nimmt man für je 5 Minuten Rücken-, linke Seiten-, Bauch- und rechte Seitenlage ein, damit die Lösung die gesamte Magenschleimhaut benetzt. In schweren Fällen kann man die Rollkur auch abends unmittelbar vor dem Einschlafen wiederholen. Besonders gut bewährt hat es sich oft, zunächst nur die Hälfte der Lösung einzunehmen und vom Rest vor jedem Lagenwechsel einen Schluck.

Weitere Heilmethoden können die hier genannten Maßnahmen ergänzen, bleiben aber der fachmännischen Verordnung vorbehalten. Die Therapie darf nie zu früh abgebrochen werden, wenn die Symptome verschwunden sind, sonst droht oft ein Rückfall.

Besonders wichtig ist in allen Fällen, daß man nach der Heilung nicht wieder die gleichen Fehler der Ernährungs- und Lebensführung wie vorher begeht, weil sonst das Geschwür oft bald wiederkehrt.

## Magenschleimhautentzündung

Solche Entzündungen kommen recht häufig vor und heilen oft bald wieder ab. Nicht selten werden sie aber auch verschleppt,

weil man die erträglichen Beschwerden auf die leichte Schulter nimmt. Manche Patienten leiden jahre- bis jahrzehntelang unter einer chronischen Gastritis, die nur schwer wieder vollständig auszuheilen ist.

*Ursachen:*
Akute Magenkatarrhe, die mit Darmkatarrh verbunden sein können, treten häufig durch zu hastiges, kaltes oder heißes, übermäßig gewürztes, infiziertes oder verdorbenes Essen oder Getränke auf. Ferner ist an Infektionen unabhängig von der Nahrung, Alkohol- und Nikotinmißbrauch zu denken, nicht selten spielen auch noch seelisch-nervöse Faktoren eine Rolle.

Zur chronischen Gastritis kommt es, wenn ein akuter Magenkatarrh verschleppt wird oder wenn man sich dauernd falsch ernährt.

*Symptome:*
Die akute Entzündung der Magenschleimhaut geht einher mit Magenschmerzen, Sodbrennen, Völlegefühl, Aufstoßen, Widerwillen gegen Nahrung, oft auch Mundgeruch, belegter Zunge und Erbrechen. Wenn auch der Darm von der Entzündung betroffen ist, kommt es außerdem zu Durchfall und Koliken. Das Allgemeinbefinden wird unterschiedlich stark in Mitleidenschaft gezogen.

Bei der chronischen Magenschleimhautentzündung schwächen sich diese Symptome ab, und die Patienten gewöhnen sich oft an die ständigen mäßigen Beschwerden. Im Lauf der Zeit kommt es aber zu erheblichen Verdauungsstörungen mit Mangelkrankheiten, die Magenschleimhaut schwindet, Geschwüre und schließlich auch bösartige Geschwülste können entstehen.

*Behandlung:*
Sie hängt von den Ursachen ab und bleibt in allen unklaren, schwereren oder chronisch verlaufenden Fällen dem Fachmann vorbehalten. Selbsthilfe ist nur bei einfachen Magenkatarrhen aus offensichtlich banalen Ursachen erlaubt, die man umgangssprachlich als Magenverstimmung bezeichnet.

Bei akuter Gastritis empfiehlt sich wie bei Darmkatarrhen das 1- bis 2tägige Teefasten; dazu eignen sich Eichenrinde, Kamillen, Pfefferminz, Tausendgüldenkraut und Wermut gut. Dem Kräu-

tertee fügt man 2- bis 3mal je $^1/_2$ – 1 Teelöffel Heilerde zu, insgesamt sind täglich bis zu 6 Tassen erlaubt. Trinkmoor und Moortabletten eignen sich ebenfalls gut zur Behandlung und werden nach Gebrauchsanweisung verabreicht. Diese Therapie genügt normalerweise, um die Entzündung innerhalb kurzer Zeit auszuheilen, andernfalls verordnet der Therapeut zusätzlich andere geeignete Heilmittel.

Die chronische Gastritis kann vor allem durch Heilmoor gut beeinflußt werden. Die Behandlung, die sich nach den Anweisungen des Fachmanns richtet, entspricht weitgehend der bei Magengeschwüren. Sie muß über längere Zeit fortgeführt werden, bis die Entzündung vollständig geheilt ist oder in fortgeschrittenen Fällen keine weitere Besserung mehr erwartet werden kann. Je früher die Therapie beginnt, desto sicherer kann man noch mit Heilung rechnen.

## Sodbrennen

Das unangenehme Brennen kann, muß aber nicht unbedingt auf übermäßige Produktion von Magensäure hinweisen, denn auch der säurearme Magensaft führt nicht selten dazu. Deshalb darf man auch nie eigenmächtig über längere Zeit Medikamente einnehmen, um die Magensäureproduktion zu hemmen; das ist erst dann erlaubt, wenn der Therapeut eindeutig eine Übersäuerung festgestellt hat.

*Ursachen:*
Zum Brennen kommt es, wenn der Schließmuskel am Übergang vom Magen zur Speiseröhre nicht mehr richtig funktioniert, so daß Mageninhalt in die Speiseröhre gelangt und die Schleimhaut reizt. Akute oder chronische Entzündungen, Ernährungsfehler oder seelisch-nervöse Faktoren spielen dabei häufig eine Rolle, daneben gibt es aber noch andere Gründe, die nur vom Fachmann geklärt werden können.

*Symptome:*
Neben dem Sodbrennen besteht oft noch Aufstoßen und Völlegefühl, im Einzelfall kommt es zu Magenschmerzen und -koliken.

*Behandlung:*
Chemische Arzneimittel gegen Magenübersäuerung, die oft

Aluminium- und Magnesiumverbindungen enthalten, eignen sich nur dann, wenn eindeutig zu viel Säure produziert wird, oder allenfalls zur Soforthilfe. Auch das alte Hausmittel Natron kommt nur bedingt in Frage, denn im Magen reagiert es mit der Säure, und es entstehen Gase, die zu heftigen Blähungen führen können; bei Magengeschwüren droht schlimmstenfalls sogar ein Magendurchbruch.

Gut eignen sich bei Sodbrennen die Aufschwemmungen von Lehm oder Löß in kaltem Wasser, Tausendgüldenkraut- oder Wermuttee; auf 1 Tasse gibt man je nach Stärke der Beschwerden $1/2$ – 1 Teelöffel Heilerde. Diese Behandlung kann auch über längere Zeit fortgeführt werden, wenn das Sodbrennen durch eine Magenkrankheit entsteht. Trinkmoor und Moortabletten eignen sich ebensogut, insbesondere bei chronischen Magenleiden mit Neigung zum Sodbrennen; die fertigen Spezialitäten werden nach Gebrauchsanweisung verabreicht.

Außerdem gehört zur Therapie eine Diät, die vorbeugend alle süßen und schweren Speisen, Alkohol und Kaffee meidet; ferner muß strikt auf Nikotin verzichtet werden.

Die im Einzelfall notwendigen Maßnahmen werden je nach dem fachmännischen Untersuchungsbefund verordnet.

## Verstopfung

Die Darmträgheit* gehört zu den großen »Zivilisationsseuchen« des heutigen Menschen. Bei längerer Dauer kann sie zum erheblichen Risikofaktor werden. Deshalb muß man sie so früh wie möglich auf natürliche Weise beseitigen, Abführmittel eignen sich dazu nicht.

*Ursachen:*

Die übliche falsche Zivilisationskost, die viel zuwenig Ballaststoffe*für die regelmäßige Stuhlentleerung enthält, steht im Vordergrund der Ursachen chronischer Verstopfung. Darüber hinaus können auch seelisch-nervöse Faktoren oft eine wichtige Rolle

---

* Darüber informieren die ECON Ratgeber ETB 20082 »Gesund und fit durch Ballaststoffe« und ETB 20250 »Nie mehr Verstopfung« von Gerhard Leibold.

spielen, weil sie den Darm verkrampfen. Krankheiten als Ursachen einer Verstopfung sind seltener, müssen bei länger anhaltender Darmträgheit aber vorsorglich durch fachmännische Untersuchung ausgeschlossen werden; zu denken ist unter anderem an chronische Darm- und Dickdarmkatarrhe oder krankhafte Erweiterung des Darms, manchmal auch an eine Krebskrankheit. Schließlich können auch noch Hämorrhoiden die Verstopfung verursachen, weil die dabei auftretenden Schmerzen bei der Stuhlentleerung zur Verhaltung führen und der natürliche Entleerungsreflex bald verlorengeht.

*Symptome:*

Wann man von Verstopfung sprechen kann, läßt sich nicht genau festlegen. Im allgemeinen entleert man täglich einmal eine ausreichende Menge Stuhl. Aber auch wenn das zwischendurch nicht gelingt, besteht noch kein Grund, eine Behandlung einzuleiten. Erst wenn die Darmentleerung noch länger ausbleibt oder nur zu kleine Stuhlportionen in größeren Abständen unter erheblichen Beschwerden entleert werden, kann man von Verstopfung sprechen. Begleitet wird sie oft von Blähungen, Völlegefühl, Kopfschmerzen, Appetitmangel und unreiner Haut. Bei längerer Dauer drohen chronische Schäden der Darmflora und Darmschleimhaut, die krebsig entarten kann, außerdem Krampfadern, Venenentzündungen und Hämorrhoiden; auf noch nicht genau geklärte Weise kommt es bei chronischer Verstopfung auch häufiger zu Erkrankungen der Nieren.

*Behandlung:*

Abführmittel eignen sich allenfalls ausnahmsweise einmal bei akuter Verstopfung, um das Übel rasch zu beseitigen, meist sind sie aber überflüssig. Bei längerem Gebrauch führen sie bald zur Schädigung der Darmflora und Darmschleimhaut; ihre Wirkung läßt deutlich nach, so daß immer höhere Dosen erforderlich werden, schließlich helfen sie überhaupt nicht mehr, und es kommt zur paradoxen Abführmittel-Verstopfung.

Auch Darmeinläufe dürfen nur in Ausnahmefällen vorübergehend angewendet werden. Zwar reizen sie nicht wie Abführmittel den gesamten Dickdarm, bei häufiger Durchführung drohen aber auch davon erhebliche Nebenwirkungen.

Die Warnung vor abführenden Stoffen, die eingenommen oder als Einlauf verabreicht werden, gilt übrigens nicht nur für chemische Mittel, sondern auch für die irrtümlich oft als unschädlich verstandenen pflanzlichen Wirkstoffe.

Wenn der Darm akut verstopft ist, gibt man dagegen am besten eine besonders rohkost-(schlacken-)reiche Ernährung, angereichert durch Diätmittel mit Leinsamen oder Weizenkleie. Normalisiert sich die Darmentleerung dadurch nicht innerhalb von 1 – 2 Tagen, kann zusätzlich Milchzucker verabreicht werden, der durch chemische Umwandlung im Darm mild und natürlich abführend wirkt. Erst wenn beide Maßnahmen nichts nützen, wird ein Einlauf oder ein mildes Abführmittel verabreicht, das man aber nur 1- bis 2mal anwenden sollte. Wenn die Verstopfung danach noch immer nicht beseitigt ist, wird vorsorglich bald der Therapeut konsultiert.

Schwerer fällt es, die chronische Darmträgheit zu beseitigen, die nicht selten jahre- bis jahrzehntelang besteht und oft mit Abführmittelmißbrauch einhergeht. In solchen Fällen bestimmt der Fachmann die notwendige »Entwöhnung« vom Abführmittel und die Behandlung der praktisch immer vorhandenen Schäden an der Darmschleimhaut und Darmflora.

Grundvoraussetzungen der erfolgreichen Behandlung bilden ballaststoffreiche Kost mit viel pflanzlicher Rohkost, ergänzt durch Leinsamen oder Weizenkleie, und die »Erziehung« des Darms zur Pünktlichkeit, indem man jeden Tag zur gleichen Zeit – am besten morgens – die Toilette aufsucht, auch wenn man keinen Stuhldrang verspürt; im Lauf der Zeit gewöhnt sich der Darm an diesen Rhythmus, und die Stuhlentleerung funktioniert wieder normal.

Zusätzlich sollte man durch ausreichend Bewegung, Atemübungen und (bei seelisch-nervösen Ursachen) Entspannungstraining dafür sorgen, daß der Darm richtig arbeitet.

Lehm und Löß eignen sich gut zur ergänzenden Behandlung der Darmträgheit. Sofortige Wirkung darf man davon nicht erwarten; im Lauf der Zeit trägt die milde Massagewirkung der Heilerde aber mit zur Normalisierung des Stuhlgangs bei. Außerdem werden dadurch allmählich die Schäden der Darmschleimhaut gelindert, die im Verlauf der Verstopfung eintraten.

Auch Trinkmoor und Moortabletten eignen sich zur ergänzenden Behandlung, um chronische Darmschäden zu beseitigen. Dabei ist auch noch die Moorwirkung auf die Leber hervorzuheben, die bei chronischer Verstopfung wegen der Selbstvergiftung des Körpers aus dem Darm und zusätzlich durch Abführmittel nicht selten geschädigt ist.

Ob darüber hinaus noch andere Heilverfahren notwendig sind, kann nur der Therapeut je nach Einzelfall entscheiden.

### Zwölffingerdarmgeschwür

Ähnlich wie das Magengeschwür neigt auch diese Erkrankung des auf den Magen folgenden ersten Dünndarmabschnitts oft zu chronischem Verlauf, der manchmal eine Operation erfordert.

*Ursachen:*

Bei Geschwüren des Zwölffingerdarms besteht meist eine Überproduktion von Magensäure. Sie führt dazu, daß der zu saure Speisebrei im Zwölffingerdarm nicht ausreichend neutralisiert werden kann. Dadurch kommt es zur Geschwürbildung an der Schleimhaut. Im allgemeinen stehen dahinter die gleichen Faktoren wie beim Magengeschwür, insbesondere auch seelisch-nervöse Einflüsse; ferner gilt Nikotinmißbrauch als eine der wichtigsten Ursachen der Krankheit.

*Symptome:*

Im Gegensatz zum Magengeschwür, bei dem die Schmerzen nüchtern und bald nach dem Essen auftreten, machen sie sich beim Zwölffingerdarmgeschwür erst 2 – 4 Stunden nach der Mahlzeit bemerkbar, wenn die Speisen in den Zwölffingerdarm gelangen, und außerdem auch im Nüchternzustand. Die Schmerzen können in den Rücken und andere Körpergebiete ausstrahlen und dadurch zunächst eine andere Erkrankung vortäuschen.

*Behandlung:*

Sie gleicht im Prinzip der bei Magengeschwüren, allerdings sind Rollkuren nicht angezeigt. Lehm, Löß und Moor eignen sich in allen Fällen gut zur ergänzenden Therapie. Der Fachmann muß den Krankheitsverlauf stets überwachen und wird bei Bedarf weitere Heilmittel verordnen. Auch die seelische Therapie darf nicht zu kurz kommen; Entspannung durch autogenes Training und an-

dere Methoden, im Einzelfall auch fachmännische Hypnose oder Psychotherapie können die Krankheit oft erst in die Heilungsphase überführen.

## Gallenblasenleiden

Die Gallenblase dient lediglich als Speicher der Galle, die hier eingedickt und bei Bedarf in den Zwölffingerdarm abgegeben wird, um bei der Fettverdauung mitzuwirken. Gebildet wird sie in der Leber und kann von hier aus auch ohne vorherige Eindickung in der Gallenblase in den Zwölffingerdarm abgesondert werden. Daher gehört die Gallenblase nicht zu den lebenswichtigen Organen, sondern kann bei Krankheiten chirurgisch entfernt werden.

Häufigste Erkrankungen der Gallenblase sind Entzündungen und Steine. Beide Krankheiten betreffen Frauen wesentlich häufiger als Männer, insbesondere jene, die mehrere Kinder geboren ha-

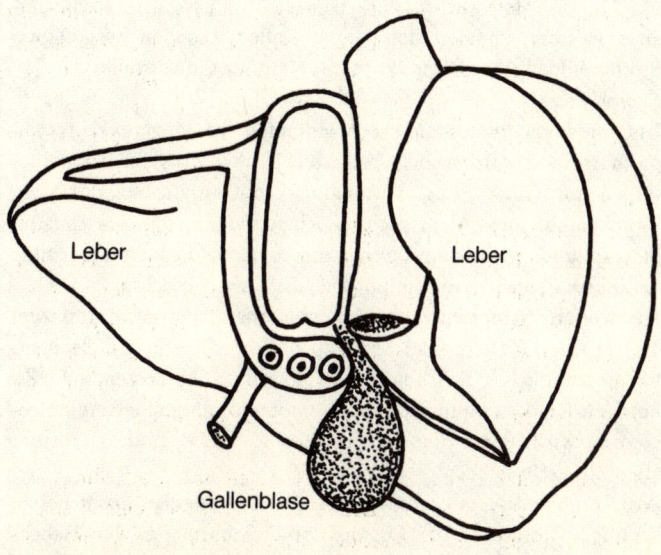

*Leber-Gallenblasen-System*

ben; die Ursachen für diese Geschlechtsverteilung sind noch nicht genau geklärt. Bei chronischem Krankheitsverlauf kann die Gallenblase krebsig entarten, deshalb darf man auch leichte Beschwerden nicht auf die lange Bank schieben.

*Ursachen:*

Bei allen Erkrankungen der Gallenblase kann die übliche Zivilisationskost, die viel zuviel Fett enthält, eine wesentliche Rolle spielen, weil sie die Funktion des Organs stört.

Entzündungen entstehen durch Infektion mit Krankheitserregern, die aus dem Darm, seltener auf dem Blutweg, zur Gallenblase gelangen. Außerdem können Gallensteine durch chronische Reizung zu Entzündungen führen; umgekehrt entstehen die Steine aber nicht selten erst durch eine chronische Gallenblasenentzündung.

Zur Ausfällung von Cholesterin, Eiweiß und Gallenfarbstoffen aus der eingedickten Galle kommt es vor allem bei Entzündungen des Organs; aber auch andere Ursachen und sogar seelisch- nervöse Faktoren spielen dabei eine Rolle. Aus den ausgefällten Stoffen bilden sich die sandkorn- bis eigroßen Gallensteine.

*Symptome:*

Entzündungen und Steinleiden verlaufen oft längere Zeit symptomarm und werden nicht beachtet, bis sich ernstere Komplikationen einstellen. Zur Vermeidung muß man bei unklarem Druckgefühl unter dem rechten Rippenbogen, das auf Entzündungen und Steine hinweisen kann, eine baldige Untersuchung veranlassen, nach deren Befund sich die Therapie richtet.

Als weitere Symptome der Gallenblasenentzündung treten zum Teil leichtes Fieber, manchmal auch Erbrechen und Gelbsucht, bei entzündlicher Schrumpfung kolikartige Schmerzen auf. Zu heftigen Koliken kommt es, wenn ein Stein im Gallengang eingeklemmt wird; dann staut sich die Galle zurück, und es entsteht ebenfalls Gelbsucht.

Als Komplikationen chronischer Gallenblasenleiden droht neben krebsiger Entartung des Organs der Durchbruch in den Bauchraum mit akut lebensgefährlicher Bauchfellentzündung.

*Behandlung:*

In Süddeutschland kommen Erkrankungen der Gallenblase sel-

tener vor; Fachleute führen das unter anderem auf den dort reichlicheren Verzehr von Rettich zurück, der einen günstigen Einfluß auf die Gallenblasen-Leber-Funktion hat. Zur Vorbeugung empfiehlt es sich deshalb, neben vernünftiger Ernährung auch mehr Rettich zu verzehren und regelmäßig eine 2- bis 3wöchige Kur mit Rettichsaft aus dem Reformhaus durchzuführen.

Auch zur Behandlung mancher Gallenblasenleiden eignet sich der Rettich gut. Wegen möglicher Komplikationen bei unsachgemäßer Anwendung darf man ihn aber nur nach fachmännischer Verordnung gebrauchen.

Trinkmoor und Moortabletten haben sich bei Entzündungen der Gallenblase gut bewährt und beeinflussen gleichzeitig die oft mitgeschädigte Leber günstig. Bei kurmäßigem Gebrauch erzielt man damit auch in chronischen Fällen noch Besserung oder Heilung. Dazu muß aber auch Diät eingehalten werden, die alle Speisen und Getränke vermeidet, die individuell unverträglich sind.

Ergänzt wird die Behandlung durch Auflagen auf die Gallengegend. Dazu eignen sich heiße Fangopackungen, man kann aber auch ein passend zusammengefaltetes Leintuch in heißes Lehm- oder Lößwasser tauchen und auflegen. Solche heißen Auflagen regen die Leber-Gallenblasen-Funktion an und lindern Gallenkoliken, bis der Therapeut die Behandlung übernimmt. Beim Verdacht auf eine eitrige Gallenblasenentzündung sind heiße Auflagen verboten, da sie den Durchbruch in den Bauchraum fördern können; im Zweifelsfall befragt man besser vorher den Therapeuten.

Alle weiteren Heilmittel verordnet der Fachmann. Wenn er zur operativen Entfernung der Gallenblase rät, weil anders auch durch Naturheilverfahren keine Heilung mehr zu erzielen ist, sollte man sie nicht unnötig verzögern, um den Durchbruch der Gallenblase oder ihre krebsige Entartung zu vermeiden.

## Stoffwechselstörungen

Vereinfacht ausgedrückt sorgen die verschiedenen Stoffwechselfunktionen des lebenden Körpers dafür, daß die Nahrungsbestandteile verwertet und Endprodukte ausgeschieden werden. Die zahlreichen chemischen Prozesse, die dazu notwendig sind,

finden in den Zellen statt; neben Sauerstoff wirken dabei auch viele Enzyme* und verschiedene Hormone mit.

Die komplizierten Stoffwechselprozesse, die zur Erhaltung des Lebens notwendig sind, können leicht gestört werden. Vor allem die übliche falsche Ernährung trägt dazu viel bei, zum Beispiel bei den beiden häufigsten Stoffwechselstörungen Gicht und Zuckerkrankheit. Daneben gibt es noch verschiedene andere Stoffwechseldefekte; teils verlaufen sie symptomarm und werden allenfalls zufällig einmal entdeckt, manchmal verursachen sie schwere, derzeit noch unheilbare körperliche und geistige Schäden oder enden schon bald nach der Geburt tödlich.

*Ursachen:*

Die Stoffwechselstörungen werden oft vererbt, was aber nicht bedeutet, daß jeder Erbträger akut daran erkranken muß. Gicht und Zuckerkrankheit zum Beispiel lassen sich trotz ungünstiger Erbanlage durch besonders gesundheitsbewußte Lebensführung nicht selten verhindern oder treten erst später und leichter auf. Allen Stoffwechseldefekten ist gemeinsam, daß ein Stoffwechselprozeß durch ein fehlendes oder nicht korrekt arbeitendes Enzym oder Hormon (bei Zuckerkrankheit zum Beispiel das Hormon Insulin) gestört wird.

*Symptome:*

Es erübrigt sich, hier die Symptome der verschiedenen Stoffwechselstörungen zu beschreiben, die nur der Fachmann sicher diagnostizieren kann. Er wird bei entsprechendem Verdacht die erforderlichen Untersuchungen veranlassen.

*Behandlung:*

Die Therapie von Stoffwechselstörungen muß strikt nach Verordnung durchgeführt werden; der Patient soll dabei aber oft aktiv mitarbeiten, indem er zum Beispiel die Diät genau einhält. Die im Einzelfall notwendigen Maßnahmen können hier nicht weiter beschrieben werden.

Mit Zustimmung des Therapeuten unterstützt man die Behand-

---

* Über diese neuerdings auch als Naturheilmittel vermehrt eingesetzten Wirkstoffe informiert der ECON Ratgeber ETB 20200 »Enzyme – Neue Vitalstoffe für Gesundheit und Wohlbefinden« von Gerhard Leibold.

lung durch Heilerden. Moor wendet man bei manchen Stoffwechselstörungen innerlich an, zum Beispiel bei Gicht, um die Ausscheidung der Harnsäure zu fördern. Außerdem können heiße Moorbäder oder -packungen, Bäder und Auflagen mit Lehm oder Löß äußerlich zur Stoffwechselanregung verwendet werden. Dosierung, Dauer und Häufigkeit der Behandlung kann nur der Therapeut bestimmen, Selbsthilfe ohne seine Anweisungen ist nicht erlaubt und könnte zu schweren Nebenwirkungen führen.

## Erkrankungen des Stütz- und Bewegungsapparats

Dieses Organsystem besteht aus dem Knochenskelett, dessen Einzelteile in gelenkiger Verbindung miteinander stehen, und der Muskulatur, die meist mit Sehnen an den Knochen befestigt ist. Es gibt dem Körper Halt und ermöglicht ihm Bewegungen.

Erkrankungen an Muskeln oder Gelenken treten bei den meisten Menschen irgendwann im Verlauf des Lebens auf, sei es nun in Form schmerzhafter Muskelverspannungen durch Zugluft oder Überanstrengung oder als echter, akut oder chronisch verlaufender Rheumatismus; auch verschiedene Verletzungen gehören zu den häufigen Erkrankungen.

Die schulmedizinische Behandlung kennt in solchen Fällen oft nur schmerz- und entzündungslindernde chemische Medikamente, die zwar Symptome unterdrücken, die Ursachen aber nicht beseitigen. In letzter Zeit gerieten gerade diese Arzneimittel, zu denen auch das umstrittene Hormon Cortison gehört, wegen ihrer möglichen schweren, manchmal tödlichen Nebenwirkungen ins Kreuzfeuer der Kritik. Sicher kann man im Einzelfall darauf verzichten, um anfangs starke Schmerzen zu unterdrücken, aber Heilung ist nur durch ganzheitlich-biologische Therapie möglich, von der auch bei Langzeitanwendung keine unerwünschten Nebenwirkungen zu befürchten sind. Und wenn bei chronischen Krankheiten überhaupt nicht mehr an Heilung zu denken ist, lindern sie wenigstens ohne Risiko die Beschwerden und bessern das Krankheitsbild dauerhaft. Zu unheilbaren chronischen Erkrankungen der Gelenke muß es bei rechtzeitiger naturgemäßer Behandlung aber überhaupt nicht kommen.

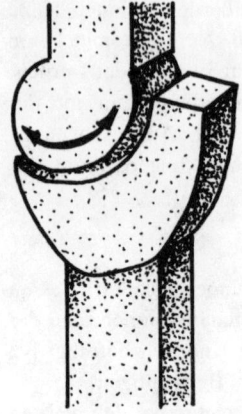

Scharniergelenk

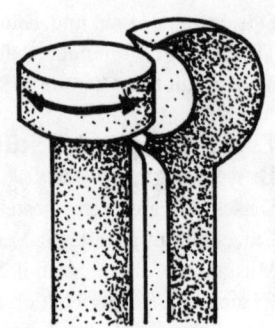

Drehgelenk

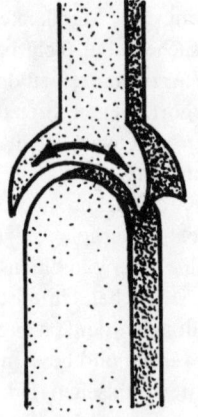

Sattelgelenk

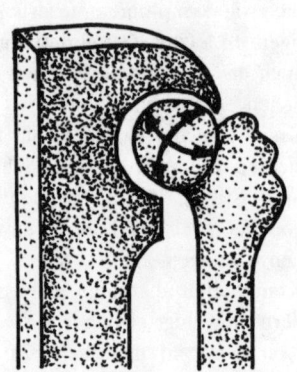

Kugelgelenk

# Gelenkrheuma

Umgangssprachlich faßt man unter diesem Oberbegriff verschiedene Gelenkbeschwerden zusammen, die zum Teil überhaupt nichts mit echtem Rheumatismus zu tun haben. Genau genommen gehören dazu nur akuter und chronischer Gelenkrheumatismus und die Abnutzung (Arthrose) der Gelenke.

*Ursachen:*

Gelenkrheuma plagte schon den Höhlenbären und den Steinzeitmenschen, wie man aus Knochenfunden weiß, und die antike Medizin befaßte sich intensiv mit diesen Krankheitsbildern. Trotzdem kann man rheumatische Gelenkerkrankungen auch zu den Zivilisationskrankheiten rechnen, denn sie haben in letzter Zeit erheblich zugenommen und lassen sich aus Fehlern der Lebens- und Ernährungsweise erklären. Durch Reform dieser Gewohnheiten können sie verhindert oder deutlich gebessert werden.

Die akute rheumatische Gelenkentzündung betrifft bevorzugt Kinder, aber auch Erwachsene können sich nicht sicher davor fühlen. Verursacht wird sie meist durch eine Infektion mit der Bakterienart Streptokokkus, die zum Beispiel für Mandelentzündungen und Scharlach verantwortlich ist; zusätzlich scheinen ein bisher noch nicht genau bekannter Rheumafaktor und eine allergische Überreaktion des Bindegewebes eine Rolle zu spielen.

Die primär chronische Gelenkentzündung betrifft Frauen deutlich häufiger als Männer und kommt familiär gehäuft vor; deshalb nimmt man an, daß hormonelle und anlagebedingte Ursachen wesentlich beitragen, aber das ist noch nicht restlos geklärt.

Auch die Gelenkabnutzung tritt bei Frauen häufiger als bei Männern auf, insbesondere im höheren Alter, weil es einige Zeit dauert, ehe der Gelenkknorpel chronisch geschädigt ist. Als Ursachen diskutiert man mangelnde Versorgung des Gelenkknorpels mit Aufbaustoffen durch falsche Ernährung und Bewegungsmangel, weil nur die ausreichend trainierten Gelenke richtig »geschmiert« werden. Außerdem können die Gelenke durch häufige Fehl- und Überbelastungen, zum Beispiel bei O-, X-Beinen oder Übergewicht und durch Entzündungen oder Verletzungen vorzeitig verschlissen werden.

*Symptome:*

Akuter Gelenkrheumatismus beginnt meist 2 – 3 Wochen nach einer Streptokokkeninfektion mit Schwellung, Rötung und Schmerzen vor allem an den mittleren und großen Gelenken; Fieber kann, muß aber nicht unbedingt bestehen, die umgangssprachliche Bezeichnung »rheumatisches Fieber« für diese Krankheit trifft also nicht immer zu. Die Gelenkschmerzen wandern, treten also nacheinander an verschiedenen Gelenken auf. Hinzu kommen noch Kopfschmerzen, Unruhe, Mattigkeit, Schweißausbrüche und vor allem bei Kindern blasse, flüchtige Hautausschläge. Als Komplikationen drohen Herzbeutel-, Rippenfell- und Bauchfellentzündungen, in seltenen schweren Fällen endet die Krankheit sogar tödlich.

Die primär chronische Entzündung der Gelenke kündigt sich oft schon Jahre vorher durch chronische Müdigkeit, Kälte- und Spannungsgefühl in den Händen, Neigung zum Schwitzen und leichten Muskelschwund an. Später kommen Schwellungen und Schmerzen an einem oder wenigen Gelenken hinzu; anfangs verschwinden sie meist rasch wieder, kehren aber schubweise immer schlimmer zurück, und zwischen den einzelnen Schüben bestehen leichtere Gelenkbeschwerden und die typische Morgensteifigkeit der Gelenke, die mindestens 15 Minuten dauert. Als Allgemeinsymptome kommen Abgeschlagenheit, Nervosität, Gereiztheit, Schwitzen, Durchblutungsstörungen, brüchige Nägel und Nervenschmerzen hinzu. Im Endstadium versteifen die Gelenke zunehmend bis zur völligen Gebrauchsunfähigkeit.

Erste Warnzeichen der Gelenkabnutzung sind leichte, ziehende Schmerzen und verminderte Beweglichkeit vor allem morgens und nach längerer Ruhe, die sich durch Bewegung wieder bessern. Im weiteren Verlauf nehmen die Schwellungen und Schmerzen zu, und die Beweglichkeit wird immer weiter eingeschränkt, bis die Gelenke am Ende kaum noch zu gebrauchen sind.

*Behandlung:*

Akute Gelenkentzündungen müssen wegen der Gefahren für das Herz unbedingt sofort fachmännisch behandelt werden; Antibiotika sind oft unerläßlich, ihre möglichen Nebenwirkungen müssen wegen der Risiken der Erkrankung in Kauf genommen werden.

Zur ergänzenden Behandlung haben sich Auflagen oder Wickel mit Lehm, Löß oder Moor, die immer (auch Moor) kalt verabreicht werden, 2- bis 4mal täglich bewährt. Verstärken kann man ihre Wirkung, wenn man dem Wasser, mit dem die Heilerde angerührt wird, Essig zusetzt, und zwar 1 Teil auf 2 – 3 Teile Wasser.

Außerdem empfiehlt es sich, Heilerde oder Trinkmoor innerlich zur gründlichen Entgiftung zu verabreichen. Dazu nimmt man Heilerde am besten mit Kräutertee ein, vor allem Brennessel, Löwenzahn, Teufelskralle oder Wacholder, da diese Heilpflanzen die Entgiftung unterstützen. Auch eine streng vegetarische Diät ist notwendig, die anfangs durch einige Fasten- oder Rohkosttage eingeleitet werden kann; sie dient ebenfalls der Entgiftung und regt die körpereigenen Abwehrkräfte an.

Bei primär chronischen rheumatischen Gelenkentzündungen nützen Antibiotika kaum, und auch das von der Schulmedizin in schweren Fällen oft verordnete Cortison heilt nicht. Hauptsächlich sollten homöopathische Heilmittel eingesetzt werden, die individuell vom Fachmann verordnet werden müssen. Dadurch lassen sich auch schwere Fälle oft dauerhaft bessern, oder das Fortschreiten der Krankheit wird verhindert. Eine Diät, wie bei akuter Gelenkentzündung, die längere Zeit oder dauernd notwendig ist, unterstützt diese Therapie wirkungsvoll.

Äußerlich wendet man Lehm oder Löß kalt, Moor und Fango warm, zu Auflagen und Wickeln 2- bis 4mal täglich an und verabreicht sie zur Entgiftung gleichzeitig innerlich, wie es bei akuten Gelenkentzündungen angegeben wurde.

Da durch übermäßige Schonung der betroffenen Gelenke die Krankheit beschleunigt wird, muß nach Anweisung des Therapeuten regelmäßig ein Bewegungsprogramm absolviert werden, anfangs auch Krankengymnastik. Dadurch erhält man die Beweglichkeit der kranken Gelenke und hemmt das Fortschreiten des Krankheitsprozesses.

Ein Mindestmaß an Bewegung ist auch bei Gelenkabnutzung erforderlich, damit die Gelenke nicht vollends »einrosten« und versteifen. Ferner soll dauernd vegetarische Ernährung mit viel Rohkost eingehalten werden, die man durch Einnahme von Heilerde oder Moor in Teufelskralle- und Wacholdertee ergänzt (be-

sonders der Wacholdertee beeinflußt den Stoffwechsel der Gelenke günstig).

Äußerlich wendet man die Heilerden wie bei der chronischen Gelenkentzündung regelmäßig zur ergänzenden Therapie an.

Darüber hinaus gibt es noch zahlreiche andere Naturheilverfahren gegen rheumatische Gelenkerkrankungen, wie Massagen, Bestrahlungen, Einspritzungen von Ameisensäure, Bienengift oder Eigenblut, Blutegel oder die Fieberbäder, bei denen im Körper künstlich eine heilsame Überwärmung erzeugt wird. Alle diese Anwendungen bleiben aber der Verordnung durch den Therapeuten vorbehalten, weil nur er im Einzelfall beurteilen kann, was neben der hier beschriebenen Grundbehandlung noch erforderlich ist.

Rheumatische Gelenkkrankheiten müssen also nicht zwangsläufig zur fortschreitenden Bewegungsunfähigkeit führen, sofern sich die Behandlung nicht auf die in der Schulmedizin üblichen schmerz- und entzündungshemmenden Mittel beschränkt. Durch ganzheitlich-biologische Therapie lassen sie sich im Frühstadium heilen, in weit fortgeschrittenen Fällen ist zumindest noch bleibende Besserung zu erreichen, und die Beweglichkeit bleibt so gut wie möglich erhalten. Heilerden tragen dazu viel mit bei.

### Knochenbrüche

Natürlich kann Heilerde keinen Knochenbruch heilen, er muß immer fachmännisch behandelt werden. Zur Soforthilfe und ergänzenden Therapie eignet sich die Heilerde aber gut, um die Vernarbung der Bruchstelle zu fördern.

*Ursachen:*

Knochenbrüche, die praktisch an allen Teilen des Skeletts auftreten können, entstehen durch Einwirkung von Gewalt, die den Knochen überfordert. Im Einzelfall ist aber auch an eine Krankheit (wie Knochenentkalkung, Tumor) zu denken, welche die feste Struktur des Knochens zerstört.

*Symptome:*

Abnorme Lage und Beweglichkeit des betroffenen Knochens, Schmerzen und Schwellungen kennzeichnen die geschlossene

Fraktur; bei offenen Brüchen besteht zusätzlich eine Hautwunde, in der man oft Bruchenden und Knochensplitter erkennt.

*Behandlung:*

Zur Soforthilfe bis zum Eintreffen des Arztes kann man bei Frakturen ohne offene Wunde einen kalten Lehm- oder Lößumschlag auf die Bruchstelle legen, um Schmerzen und Schwellungen zu lindern; das gebrochene Glied darf dabei aber nicht bewegt werden. Die weitere Versorgung übernimmt der Arzt.

Während der Schienung durch einen Gipsverband ist keine Behandlung von außen durch Heilerdeauflagen möglich. Man nimmt aber täglich 2mal $1/2 - 1$ Teelöffel davon ein, denn die darin enthaltenen Mineralstoffe fördern die Vernarbung der Fraktur. Am besten gibt man die Heilerde in Ackerschachtelhalmtee, denn er enthält viel Kieselsäure, die für die Knochen wichtig ist.

Nach der Entfernung des Gipsverbands setzt man die innerliche Behandlung noch etwa 4 Wochen lang fort und wendet gleichzeitig äußerlich 1mal täglich für 30 – 60 Minuten kalte Auflagen mit Heilerde an, um die Knochenstruktur zu stabilisieren.

## Muskelrheuma

Meist handelt es sich hierbei um keine echte rheumatische Krankheit, wegen des rheumaähnlichen Verlaufs ist die Bezeichnung aber doch gerechtfertigt.

*Ursachen:*

Die Anfälligkeit für Muskelrheuma kann vererbt werden; Auslöser der Beschwerden sind vor allem Kälte, Nässe, Zugluft, Über-

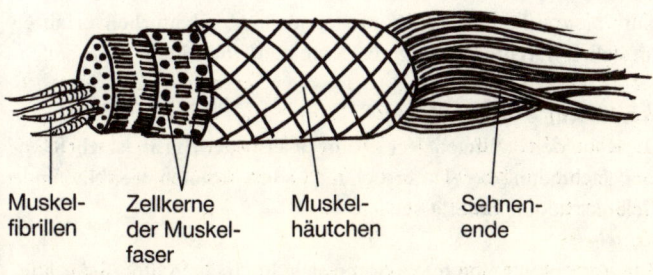

| Muskel-<br>fibrillen | Zellkerne<br>der Muskel-<br>faser | Muskel-<br>häutchen | Sehnen-<br>ende |

*Muskel*

belastung der Muskulatur oder chronische symptomarme Krankheitsherde mit Fernwirkung; ferner ist noch an Ablagerungen von Krankheitsstoffen in den Geweben zu denken, die auch mit falscher Ernährung in Zusammenhang stehen können.

*Symptome:*

Die schmerzhaften Verspannungen der betroffenen Muskeln treten bevorzugt in der Nähe von Gelenken auf, können aber auch größere Abschnitte der Muskulatur befallen. Unter Umständen wird die Beweglichkeit stark eingeschränkt. Die Krankheit kann sehr hartnäckig verlaufen und dauernde Schäden hinterlassen, in der Mehrzahl der Fälle heilt sie aber ohne bleibende Folgen ab.

*Behandlung:*

Wenn es sich nicht offensichtlich um die harmlose Folge von Überanstrengung oder Kälteeinwirkung handelt, muß zur Vermeidung von bleibenden Schäden vorsorglich der Therapeut zugezogen werden, der je nach Ursachen die gezielte Behandlung verordnet.

Gut bewährt haben sich oft heiße Teil- und Vollbäder mit Moor, die 3- bis 5mal wöchentlich durchgeführt werden, heiße Fangopackungen oder kalte Lehm- oder Lößwickel und -auflagen um die Gelenke, in deren Nähe die Schmerzen bestehen. Bei kalten Anwendungen kann man die Wirkung verstärken, indem man 1 Teil Essig auf 2 – 3 Teile Wasser gibt.

Innerlich wird die Behandlung durch entgiftende Heiltees unterstützt, vor allem Brennesseln, Löwenzahn und Teufelskralle; mit dem Tee nimmt man 3mal täglich $1/2$ – 1 Teelöffel Lehm oder Löß oder Trinkmoor nach Gebrauchsanweisung ein. Der Therapeut kann zusätzlich homöopathische Mittel, Injektionen mit Eigenblut, Neuraltherapie, Schröpfen und andere Naturheilverfahren zusätzlich durchführen, um die Krankheit vollständig auszuheilen.

## Verrenkung – Verstauchung

Diese beiden häufigen Verletzungen erfordern grundsätzlich immer fachmännische Untersuchung, sonst können sie bleibende Gelenkschäden hinterlassen.

*Ursachen:*

Zur Verrenkung kommt es, wenn sich durch einen Sturz oder ähnliche Gewalteinwirkung die Knochenenden innerhalb der Ge-

lenkkapsel gegeneinander verschieben; dadurch wird die Kapsel mit den Bändern überdehnt und kann einreißen.

Die Verstauchung entsteht, wenn ein Gelenk übermäßig gebeugt, gestreckt oder gedehnt wird; dabei kommt es ebenfalls zur Überdehnung oder Zerreißung der Gelenkkapsel und ihrer Bänder.

*Symptome:*

Schmerzen, Bluterguß, Schwellung, verminderte Beweglichkeit und abnorme Gelenkstellung kennzeichnen Verrenkungen und Verstauchungen.

*Behandlung:*

In beiden Fällen wird das betroffene Gelenk sofort ruhiggestellt, um weitere Schäden durch Bewegung zu vermeiden. Bei stärkeren Beschwerden konsultiert man danach sofort den Arzt, ansonsten kann man zunächst durch Auflagen und Wickel mit Lehm, Löß oder Moor, die kalt 2- bis 4mal täglich angewendet werden, die Behandlung selbst einleiten.

Wenn sie nicht rasch zur Beseitigung aller Beschwerden führt, zieht man den Fachmann zu. Er kann Verrenkungen wieder einrenken (von Selbstversuchen ist aber dringend abzuraten) und bei Verstauchungen mit hartnäckigen Beschwerden durch Röntgenuntersuchung klären, ob ein Knochenbruch vorliegt.

# Hautkrankheiten

An hartnäckigen Erkrankungen der Haut leiden heute rund 12 % aller Bewohner der Industriestaaten. Aus der Sicht der Naturheilkunde spielen innere Ursachen dabei oft eine wichtige Rolle, so daß es nicht genügt, nur äußerlich zu behandeln. Nicht selten kommen auch noch seelisch-nervöse Faktoren hinzu, die von Anfang an bestehen oder sich erst im Verlauf der Hautkrankheit wegen der damit verbundenen psychischen Belastung entwickeln und die Symptome verschlimmern können. Erst wenn alle diese Ursachen durch ganzheitlich-biologische Behandlung beeinflußt werden, darf man auch bei hartnäckigen Hautleiden noch vollständige Heilung erwarten.

Erkrankungen der Haut werden von den Betroffenen oft auf die leichte Schulter genommen, weil sie im allgemeinen nicht akut gefährlich erscheinen, wenig Symptome verursachen und außerdem

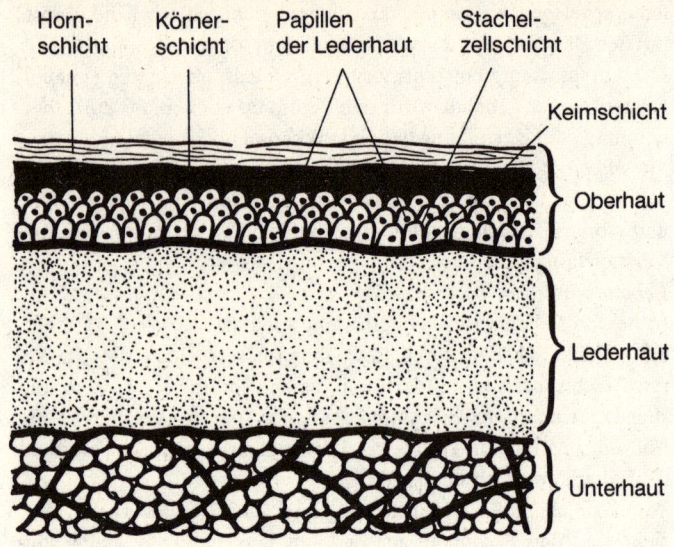

Horn-schicht    Körner-schicht    Papillen der Lederhaut    Stachel-zellschicht

Keimschicht

Oberhaut

Lederhaut

Unterhaut

*Aufbau der Haut*

viele Patienten aus eigener Erfahrung wissen, daß die übliche schulmedizinische Therapie auf Dauer wenig hilft.

Durch die bloße kosmetische Abdeckung der Hautschäden kann man zwar das äußere Erscheinungsbild korrigieren, aber nie Heilung erzielen. Irgendwann kommt es dann soweit, daß auch kosmetische Maßnahmen nichts mehr nützen, weil die Hautschäden zu offensichtlich geworden sind. Aber auch wenn der Körper schließlich aus eigener Kraft mit der Hautkrankheit fertig wird, bleiben nicht selten Vernarbungen und andere dauernde Defekte zurück, die seelisch erheblich belasten können.

Aus all dem ergibt sich, daß der Patient selbst nur akute, leichte Hauterkrankungen durch geeignete Naturheilmittel (keine einfachen Kosmetika) behandeln sollte. Alle ernsteren oder länger andauernden Hautleiden erfordern unbedingt die gründliche Untersuchung durch den Fachmann, nach deren Befund die Ursachen

gezielt behandelt werden müssen. Heilerden können zur Selbsthilfe und ergänzenden Behandlung angezeigt sein und werden möglichst immer innerlich und äußerlich angewendet.

## Akne

Die umgangssprachlich auch als Hautfinne bekannte Erkrankung beginnt ausgerechnet mit der Pubertät, wenn die jungen Menschen seelisch besonders labil sind. Deshalb werden sie dadurch auch in ihrer psychischen Entwicklung beeinträchtigt; unter Umständen überschatten die Folgen das ganze weitere Leben und vereiteln viele Chancen zur Selbstverwirklichung, weil das Selbstvertrauen nachhaltig erschüttert wird. Durch konsequente Behandlung läßt sich die Akne wenigstens deutlich bessern, bis zur Heilung können aber Jahre vergehen; rund 20 % der Patienten leiden bis nach dem 30. Lebensjahr an den Hauterscheinungen.

Neben der Pubertätsakne gibt es noch Sonderformen, die unabhängig von der Geschlechtsreife entstehen.

*Ursachen:*

Die typische Pubertätsakne wird hauptsächlich durch die hormonellen Veränderungen während der Geschlechtsreife verursacht. Sie heilt immer aus, wenn sich der Hormonhaushalt wieder dauerhaft normalisiert hat.

Neben den hormonellen Ursachen spielen oft noch Fehler der Ernährung, vor allem übermäßige Fettzufuhr und Mangel an Ballaststoffen mit dauernder Darmträgheit, Schädigung der Darmflora, chronisch-symptomarme Krankheitsherde, die Giftstoffe in den Körper streuen, und nicht selten auch falsche Hautpflege eine Rolle; allerdings handelt es sich dabei um untergeordnete Ursachen. Zu den Sonderformen der Akne kommt es durch den (oft berufsbedingten) Kontakt der Haut mit Staub, Teer und Öl oder Arzneimittel mit Brom und Jod.

*Symptome:*

Die Pubertätsakne betrifft bevorzugt das Gesicht, außerdem den oberen Rücken und die Brust. Durch Verhärtung und Stauung des hier gebildeten Talgs entstehen Mitesser, die durch Staub schwärzlich verfärbt werden; daraus entwickeln sich dann Entzündungen mit schmerzenden roten Knoten und Eiterpusteln.

Die Akne-Sonderformen gehen mit ähnlichen Symptomen einher, die am ganzen Körper auftreten können.

*Behandlung:*

Die Basistherapie besteht in gesundheitsbewußter Lebensführung mit ausreichend Schlaf, Entspannung (bei Bedarf autogenes Training gegen die seelisch-nervösen Mitverursacher) und Bewegung an der frischen Luft. Außerdem kommt der gesunden, vollwertigen Ernährung große Bedeutung zu. Sie soll viel Rohkost, wenig Fett, kaum oder keine tierischen Produkte, mäßig Salz und andere Gewürze enthalten und auf Süßigkeiten, Schokolade und Alkohol strikt verzichten; auch Nikotin muß gemieden werden. Bei akuter Verschlimmerung der Hauterscheinungen empfehlen sich einleitend 2 – 3 Fastentage und anschließend mehrere Tage, an denen man nur Rohkost und naturbelassene Obst- oder Gemüsesäfte zu sich nimmt; das führt meist rasch zur Besserung.

Chronische Darmträgheit und Störungen der Darmflora erfordern zusätzliche Behandlung, die weiter vorne bei den Magen-Darm-Erkrankungen schon beschrieben wurde.

Zur Reinigung der Haut eignen sich Seifen nur bedingt; am besten verwendet man angesäuerte synthetische Waschmittel (Syndets) mit mild rückfettenden Substanzen, die den natürlichen Säure-Fett-Schutzmantel der Haut nicht wie Seifen zerstören. Anschließend behandelt man mit Lösungen, Tinkturen oder Salben, die als Hauptwirkstoffe oft Schwefel und Salizylsäure enthalten; gegen stärkere Eiterungen können auch Antibiotika nach Verordnung vorübergehend notwendig werden.

Mehrmals wöchentlich unterstützt man die Behandlung durch kalte Gesichtsmasken mit Lehm oder Löß. Am besten rührt man die Heilerde mit Kamillentee an, der zusätzlich entzündungshemmend wirkt. Außerdem wird die Heilerde mit 2- bis 3mal täglich je $1/2 - 1$ Teelöffel innerlich zur Blutreinigung in geeigneten Kräutertees (wie Brennessel, Löwenzahn oder Teufelskralle) verabreicht.

Der Therapeut, der bei schwerer oder hartnäckig verlaufender Akne stets frühzeitig zugezogen werden muß, kann individuell richtige homöopathische Mittel verordnen, die sich bei ausreichend langer Anwendung gut bewähren.

Sicher ist es nur ein schwacher Trost für Aknepatienten, daß die Pubertätsakne immer heilt, da es manchmal Jahre bis Jahrzehnte dauert. Aber es kann doch mit zu einer positiveren Grundeinstellung beitragen, die für die Besserung wichtig ist.

Bei den Sonderformen der Akne bestimmt stets der Fachmann die Therapie. Unverzichtbar ist zur Heilung, daß man den Kontakt mit den verursachenden Stoffen vermeidet, also auf Arzneimittel mit Brom und Jod verzichtet und notfalls sogar den Beruf wechselt, wenn man am Arbeitsplatz schädlichem Staub, Teer oder Ölen ausgesetzt ist und deshalb unter Akne leidet.


**Ausschlag**

Der Hautausschlag gehört als mehrdeutiges Krankheitsbild in fachmännische Behandlung, wenn er stärker oder häufiger auftritt. Ansonsten kann man ihn meist erfolgreich selbst behandeln.

*Ursachen:*

Als Grundursache stellt man oft eine Störung des Stoffwechsels und/oder der Körperabwehr fest. Sie schafft die Voraussetzungen dafür, daß allergieauslösende Stoffe und andere schädliche Reize zu der entzündlichen Hautreaktion führen. Ferner muß auch noch an Fehler der Ernährung und Lebensweise gedacht werden, die heute bei vielen Patienten eine Rolle spielen.

*Symptome:*

Die entzündlichen Hauterscheinungen betreffen die obersten Hautschichten und führen zu Rötungen, Schwellungen, Bläschen, Eiterungen, Schuppenbildung und oft heftigem Juckreiz. Diese Symptome treten an unterschiedlich großen Hautbezirken auf, in schweren Fällen betreffen sie den ganzen Körper.

*Behandlung:*

Die Naturheilkunde versteht Ausschlag nicht nur als Krankheitszeichen, das behandelt werden muß, sondern auch als Ausdruck der Selbstreinigung des Körpers, die nicht um jeden Preis unterdrückt werden darf, weil sich sonst eine andere, vielleicht wesentlich ernstere Krankheit entwickeln kann. Deshalb sind chemische Arzneimittel zur Unterdrückung von Ausschlägen nur bei besonders heftigen Beschwerden vorübergehend einmal angezeigt.

Zur Grundbehandlung hält man 2 – 3 Rohkost- oder Saftfasttage

ein und ernährt sich danach bis zur völligen Heilung streng vegetarisch, fett-, salz- und gewürzarm; auch alle Genußmittel sind
strikt zu meiden. Die umstimmende Wirkung dieser Diät kann
den Ausschlag bald bessern, vor allem dann, wenn zusätzlich Heilerde in entschlackenden Kräutertees (wie bei Akne) verabreicht
wird.

Äußerlich behandelt man Ausschläge durch Auflagen oder Wik-
kel mit Lehm und Löß. Die Heilerde wird mit kaltem Wasser angerührt, dem man Essig zur Verstärkung der Wirkung zufügt; auf
1 Teil Wasser gibt man je nach Stärke des Juckens 1 – 2 Teile Essig.
Weitere Heilverfahren zur Beseitigung der Krankheitsursachen
verordnet der Fachmann. Insbesondere homöopathische Mittel
tragen viel mit zur Heilung bei, notfalls vorübergehend auch einmal chemische Medikamente, die starken Juckreiz und heftige
Entzündungserscheinungen zunächst rasch lindern.

### Bluterguß

Wer häufiger unter Blutergüssen leidet, die schon durch einen
leichten Stoß oder aus unbekanntem Grund entstehen, darf sich
damit nicht abfinden. Dahinter könnte eine ernstere Krankheit
stehen, die sofort fachmännisch behandelt werden muß.

*Ursachen:*

Häufig tritt der Bluterguß durch stumpfe Gewalteinwirkung von
außen auf. Bei älteren Menschen können die Blutgefäße durch
Arterienverkalkung so brüchig werden, daß es auch ohne Gewalt
von außen zu Blutungen unter die Haut kommt. Manchmal besteht auch eine Gerinnungsschwäche des Bluts (Bluterkrankheit),
bei der das Blut in Gewebe und Gelenke übertritt.

*Symptome:*

Durch den Austritt von Blut kommt es zur schmerzhaften Schwellung, die anfangs bläulich wirkt, später durch Zersetzung des
Blutfarbstoffs grünlich und gelblich wird, bis sie sich schließlich
auflöst.

Bei Blutungen in die Gelenke kommt es zu Schmerzen und Einschränkung der Beweglichkeit, größere Blutergüsse zum Beispiel
im Bauchraum können sogar zu akut lebensgefährlichen Kreis-
laufkomplikationen (Schock) führen.

*Behandlung:*

Ausgedehnte Blutergüsse oder Blutungen in Gelenke und Körperhöhlen müssen ärztlich behandelt werden, alle kleineren kann man selbständig wieder auflösen. Dazu eignen sich kalte Auflagen mit Lehm oder Löß bis zu 4mal täglich; sie beschleunigen den Abbau des Blutergusses und lindern gleichzeitig die Schwellungen und Schmerzen. Weitere Maßnahmen sind in leichten Fällen nicht erforderlich.

Ein »Geheimtip«, von dem noch viel zu selten Gebrauch gemacht wird, empfiehlt, sofort nach einer stumpfen Verletzung Enzymsalbe aufzutragen, die den Bluterguß oft noch vermeidet oder seine rasche Abheilung begünstigt; die Salbe kann abwechselnd mit Heilerde angewendet werden.

## Furunkel – Karbunkel

Die eitrigen Entzündungen der Haut können manchmal zur lebensbedrohlichen Blutvergiftung führen, wenn keine richtige Behandlung erfolgt. Alle größeren Furunkel oder Karbunkel werden deshalb fachmännisch behandelt, bei Bedarf chirurgisch. Treten Furunkel häufiger auf, spricht das oft für eine innere Krankheit, die ebenfalls gezielte Behandlung nach Verordnung erfordert.

*Ursachen:*

Zum Furunkel kommt es, wenn ein Haarbalg durch Bakterien infiziert wird; vom Karbunkel spricht man, wenn die Infektion gleichzeitig mehrere Haarbälge betrifft. Begünstigt werden die Eiterungen im Einzelfall durch ständige (oft berufsbedingte) Reizungen der Haut, übertriebene Reinlichkeit oder innere Ursachen, vor allem Zuckerkrankheit.

*Symptome:*

Beim Furunkel tritt eine harte, schmerzhafte, gerötete Schwellung der Haut auf, die einen Eiterpunkt auf ihrem Gipfel trägt; der Karbunkel ist größer, schmerzt stärker und trägt mehrere Eiterpunkte.

*Behandlung:*

Die Therapie muß dafür sorgen, daß sich der Eiter nach außen entleert und nicht ins Körperinnere durchbricht. Dazu eignen sich

kalte Lehm- und Lößauflagen wegen ihrer aufsaugenden Wirkung gut; außerdem lindern sie die Schwellung und Schmerzen. Die kalten Heilerdeauflagen können abwechselnd mit heißen Bockshornkleeauflagen angewendet werden. Je nach Schwere der Eiterung legt man die Auflagen bis zu 4mal täglich an.

Erreicht man dadurch keine Öffnung des Furunkels oder Karbunkels, muß der Arzt ihn durch einen kleinen Einschnitt entleeren, ehe er nach innen dringt und vielleicht eine lebensgefährliche Blutvergiftung erzeugt. Besondere Vorsicht ist bei Furunkeln und Karbunkeln an der Nase und Oberlippe erforderlich, denn sie können ins Gehirn durchbrechen.

Ergänzt wird die Behandlung durch Einnahme von täglich 2- bis 3mal je $1/2$ – 1 Teelöffel Lehm oder Löß und eine rohkostreiche vegetarische Kost bis zur völligen Heilung. Gut bewähren sich außerdem noch Hefetabletten und blutreinigende Tees wie bei Akne.

Häufig wiederkehrende Furunkel und Karbunkel können ebenfalls in der oben beschriebenen Weise behandelt werden, zusätzlich muß der Therapeut je nach Ursachen eine gezielte Zusatzbehandlung durchführen.


## Geschwüre

Solche Hautdefekte, die in schweren Fällen bis auf den Knochen reichen können, verlaufen nicht selten chronisch, wenn ihre Ursachen nicht erfolgreich behandelt werden. Das erfordert im allgemeinen fachmännische Untersuchung.

*Ursachen:*

Zum Geschwür kommt es oft durch Hautentzündungen, Infektionen, Arterienverkalkung, Krampfadern und andere Durchblutungsstörungen, außerdem auch nach Verätzungen und Verletzungen; außerdem neigen manche Geschwülste zum geschwürigen Zerfall.

*Symptome:*

Bei Geschwüren bestehen unterschiedlich weit zur Seite und in die Tiefe ausgedehnte Hautdefekte, die oft schmerzen und nässen.

*Behandlung:*

Wegen der Infektionsgefahr ist Vorsicht geboten; am besten befragt man bei kleinen Geschwüren immer den Fachmann. Kalte Auflagen mit Lehm oder Löß fördern die örtliche Durchblutung und reinigen das Geschwür, so daß es abheilen kann.

Dazu rührt man die Heilerde mit kochendheißem Wasser an, läßt sie abkühlen und streicht dann auf. Am besten legt man zwischen den Brei und das Geschwür eine dünne Mullschicht, bei größeren Geschwüren kann es angezeigt sein, die Heilerde anfangs nur an den Rändern aufzutragen, damit der Defekt von außen nach innen zuheilt. Verbessern kann man die Wirkung, wenn man anstelle von Wasser Ackerschachtelhalm- oder Kamillentee zum Anrühren der Heilerde verwendet.

Darüber hinaus nimmt man innerlich täglich 2mal $1/2$ – 1 Teelöffel Heilerde ein und ernährt sich rohkostreich, möglichst vegetarisch, um die Selbstheilungskräfte des Körpers anzuregen.

Weitere Maßnahmen, die vom Sitz des Geschwürs und seinen Ursachen abhängen, werden individuell vom Fachmann verordnet.

## Hautentzündungen

Sie verlaufen unterschiedlich schwer und oft sehr hartnäckig; gerade beim chronisch-entzündlichen Krankheitsbild muß man immer auch an innere Ursachen und seelisch-nervöse Einflüsse denken. Die Therapie allein von außen genügt im allgemeinen nur bei flüchtigen leichten Hautentzündungen.

*Ursachen:*

Von außen können Entzündungen der Haut durch Infektion oder durch chemische, mechanische und physikalische Reizungen (wie Hitze, Druck, Reibung, chemische Stoffe) entstehen; als innere Ursachen, die allein oder zusätzlich eine Rolle dabei spielen, kommen vor allem Gift- und Schlackenstoffe in Betracht, die teils von außen (beispielsweise mit der Nahrung) aufgenommen, teils im Stoffwechsel, bei chronischer Stuhlverstopfung oder Störungen der Darmflora im Verdauungskanal gebildet werden. Schließlich ist auch noch an Krankheitsherde mit Fernwirkung auf die Haut zu denken, die symptomarm irgendwo im Körper bestehen können.

*Symptome:*

An der Haut treten verschieden stark ausgedehnte Rötungen und Schwellungen mit Schuppen, Bläschen, Eiterpusteln oder Nässen auf, vor allem bei größeren entzündeten Hautflächen kann es zu erheblichen Schmerzen und bei Infektionen zu Schüttelfrost und Fieber kommen.

*Behandlung:*

Sie richtet sich nach den Ursachen und bleibt bei ausgedehnten Entzündungen grundsätzlich immer dem Fachmann vorbehalten, der auch bei chronisch oder häufig wiederkehrenden Hauterscheinungen zugezogen werden muß. Im Prinzip gleicht die Therapie der bei Akne und Ausschlägen.

Im Mittelpunkt steht eine vollwertige, fleischlose Ernährung, anfangs kann man zur Anregung der Körperabwehr 2 – 3 Fasten- oder Rohkosttage einlegen. Zur Entgiftung gibt man innerlich entschlackende Heiltees (wie Brennessel, Löwenzahn, Teufelskralle) mit Lehm oder Löß, Tagesdosis 3 Tassen Tee mit je $1/2 - 1$ Teelöffel Heilerde.

Äußerlich legt man bis zu 4mal täglich Auflagen mit Lehm oder Löß an, bei Entzündungen im Gesicht Masken mit der Heilerde; wenn die Entzündung näßt, kann die Heilerde trocken aufgepudert werden.

Der Therapeut verordnet bei Bedarf homöopathische Heilmittel, in schweren Fällen vorübergehend auch einmal Antibiotika und andere chemische Medikamente mit entzündungshemmender Wirkung; sie können die Entzündungen aber nur unterdrücken, nicht heilen.

## Insektenstiche

Beim Stich von Schnaken, Bienen, Wespen und anderen Insekten gelangt deren Gift in den Körper; unter Umständen führt das zu heftigen, lebensbedrohlichen Reaktionen, die unverzüglich vom Notarzt behandelt werden müssen. Zum Glück treten solche Komplikationen nur selten auf, meist genügt die Selbsthilfe.

*Ursachen:*

Die körpereigene Abwehr reagiert auf die bei Insektenstichen in den Körper gelangten Gifte, was in seltenen Fällen zum schweren

allergischen Schock, bei Infektion der Einstichstelle zu Entzündungen oder Eiterungen führt.

*Symptome:*

An der Einstichstelle kommt es zur juckenden, brennenden oder schmerzenden, unterschiedlich stark ausgedehnten Schwellung, die normalerweise nach einigen Tagen wieder verschwunden ist; heftige allergische Reaktionen führen zu großflächiger Schwellung mit Blässe, Schwitzen, Erbrechen, Atemnot, Pulsbeschleunigung und schließlich Kreislaufversagen, bei Infektionen treten Schmerzen, stärkere Rötung und Verhärtung der Einstichstelle (oft erst nach Tagen) auf.

*Behandlung:*

Unter den verschiedenen Hausmitteln, die bei Insektenstichen zur Soforthilfe empfohlen werden, bewährt sich die kalte Lehm- oder Lößauflage besonders gut. Der Juckreiz läßt dadurch rasch nach, die Schwellung wird in Grenzen gehalten und Infektionen können oft vermieden werden.

Wenn keine sofortige Anwendung der Heilerde möglich ist – zum Beispiel unterwegs –, hilft zunächst auch das Betupfen der Einstichstelle mit Alkohol oder Kölnisch Wasser; sobald wie möglich sollte man dann aber doch mit Heilerde behandeln, die nach Bedarf 2- bis 4mal täglich bis zur völligen Abheilung angewendet wird.

Heilerdeauflagen bis zu 4mal täglich mit kaltem Lehm- oder Lößbrei sind auch bei infizierten Insektenstichen angezeigt. Tritt keine baldige Besserung ein, muß fachmännisch behandelt werden, damit sich keine Blutvergiftung entwickelt.

Beim Verdacht auf einen allergischen Schock hilft die Heilerde nicht; in solchen Fällen muß unverzüglich der Notarzt die Behandlung einleiten, die dann in der Klinik fortgesetzt wird. Auch bei Einstichen im Mund und Rachen, bei denen durch Zuschwellen der Atemwege der Erstickungstod droht, kann nur der Notarzt die lebensrettende Soforthilfe durchführen. Um die Schwellung im Mund und Rachen zu hemmen, gibt man möglichst Eisstücke, die langsam im Mund zergehen müssen, notfalls genügt auch kaltes Wasser, in dem man Heilerde verrühren kann. Selbst wenn sich der Zustand dadurch rasch bessert, muß trotzdem ärztlich

behandelt werden, denn die Schwellung kann sich rasch wieder verschlimmern und ist dann durch so einfache Mittel kaum noch zu beherrschen.

## Prellung – Quetschung

Beide Verletzungen können selbst behandelt werden, wenn sie nur kleine Hautpartien betreffen; unter Umständen muß aber auch in der Klinik behandelt werden.

*Ursachen:*

Die Prellung entsteht durch Einwirkung stumpfer Gewalt (wie Schlag oder Stoß) von außen; dabei zerreißen Blutgefäße, und es kommt zur Blutung in die Haut, Körperhöhlen, Organe oder andere Gewebe ohne offene Wunde. Quetschungen entstehen ebenfalls durch stumpfe, aber mehr schiebende Gewalt; die Haut kann unverletzt bleiben, zum Teil kommt es aber zur blutenden offenen Quetschwunde.

*Symptome:*

Bei beiden Verletzungen tritt ein Bluterguß auf, außerdem kommt es am Ort der Verletzung zu Schmerzen und Schwellungen und bei offenen Quetschungen zusätzlich zur Blutung nach außen. Prellungen tiefer gelegener Organe und Gewebe kann nur der Fachmann erkennen, der Verdacht darauf besteht vor allem bei Schmerzen der betroffenen Organe und eingeschränkter Beweglichkeit der Gelenke; bei stärkeren Blutungen ins Körperinnere droht der Kreislaufschock.

*Behandlung:*

Alle nicht offenkundig einfachen Verletzungen dieser Art muß der Fachmann behandeln. Bei einfachen Prellungen und Quetschungen behandelt man wie beim Bluterguß, bei offenen Quetschungen wie bei Wunden.

## Unreine Haut

Hautunreinheiten gehören nicht zu den Krankheiten, sondern bilden vor allem ein kosmetisches Problem; sie weisen allerdings oft auf eine andere Erkrankung hin. Deshalb empfiehlt sich in hartnäckigen Fällen baldige fachmännische Untersuchung, damit man die Ursachen gezielt behandeln kann.

*Ursachen:*
Verschiedene Gesundheitsstörungen können zu Hautunreinheiten führen; zu denken ist vor allem an chronische Darmträgheit mit Selbstvergiftung des Körpers oder übermäßige Talgproduktion der Haut, die durch falsche Reinigung mit zu stark entfettenden Mitteln (sie führen als Reaktion zur vermehrten Absonderung von Hautfett), hormonelle oder anlagebedingte Faktoren auftreten kann.

*Symptome:*
Der Begriff der unreinen Haut ist nicht genau definiert; dazu gehören vor allem Mitesser durch Talgstauung in den Poren, sichtbare Rötungen, Reizungen, Schuppenbildung, kleine Entzündungen und Eiterbläschen. Die Abgrenzung der Symptome gegen die Akne ist oft nicht sicher möglich.

*Behandlung:*
Unreine Haut wird wie Akne (siehe dort) behandelt, hinzu kommen je nach Ursachen noch die vom Therapeuten gezielt dagegen verordneten Heilmittel.


**Wunden**
Die richtige Versorgung von Wunden erlernt man in einem Erste-Hilfe-Kurs. Diese geringe Mühe lohnt sich, denn im Lauf des Lebens treten immer wieder kleinere Verletzungen auf, die bei unsachgemäßer Behandlung zu ernsten Komplikationen führen können, und bei größeren Wunden entscheidet die richtige Soforthilfe nicht selten über Leben und Tod. Im Rahmen dieses Buchs ist es nicht erforderlich, die Wundtoilette umfassend darzustellen.

Als oberster Grundsatz gilt: Wunden dürfen nicht mit Wasser ausgewaschen, mit den Händen oder unsterilen Gegenständen berührt und nicht durch Salben oder ähnliche Medikamente behandelt werden, die nicht ausdrücklich vom Arzt verordnet wurden. Bei kleinen Alltagswunden klebt man einen handelsüblichen Wundschnellverband auf, unter dem die Wunde meist rasch heilt, bei größeren Wunden legt man zur Soforthilfe eine keimfreie Kompresse an, die durch eine Binde unter nicht zu starkem Zug fixiert wird; die weitere Therapie bleibt dem Arzt vorbehalten.

Auch bei starken Blutungen, Fremdkörper in einer Wunde oder Verdacht auf Wundinfektion kann nur fachmännisch weitergeholfen werden.

Heilerde empfiehlt man zwar auch zur Soforthilfe bei Wunden, wegen der Infektionsgefahr sollte man Auflagen mit Lehm oder Löß aber nur nach Zustimmung des Therapeuten anwenden. Wenn die Wunde abzuheilen beginnt, darf man täglich 2- bis 4mal kalte Heilerde auftragen, um die Heilung zu beschleunigen; zwischen Wunde und Heilerdebrei legt man im allgemeinen eine dünne, sterile Schicht Verbandmull.

Eiternde und nässende Wunden können durch die gleichen Auflagen günstig beeinflußt werden, vorsorglich befragt man in solchen Fällen aber den Therapeuten, um Komplikationen zu vermeiden. Die heilende Erde kann auch trocken aufgepudert werden.

Die meisten Wunden heilen komplikationslos ab, das läßt sich aber oft nicht sicher voraussehen. Deshalb darf man keinerlei Risiken eingehen, sondern sucht besser auch unnötig wegen einer kleinen Verletzung den Arzt auf, denn schlimmstenfalls kann es zum tödlichen Wundstarrkrampf oder einer anderen schweren Infektion kommen.

## Andere Anwendungsmöglichkeiten

Die heilenden Erden können noch bei vielen anderen Erkrankungen allein oder ergänzend zur Behandlung eingesetzt werden. Einige wichtige Heilanzeigen, bei denen man besonders gute Ergebnisse erzielen kann, wollen wir zum Abschluß noch ausführlicher vorstellen. Damit sind aber längst nicht alle Anwendungsgebiete aufgeführt. Weitere Anregungen dazu findet man in den Gebrauchsanweisungen der verschiedenen Mittel oder befragt den Therapeuten und das Fachpersonal in der Apotheke oder im Reformhaus.

### Durchblutungsstörungen

Unter diesem Oberbegriff faßt man verschiedene, unterschiedlich ernste Störungen der Herz-Kreislauf-Funktionen zusammen. Sie können harmlos sein, aber auch dringend fachmännische Hilfe

erfordern. Die Unterscheidung zwischen leichten und schweren Formen ist nur dem Therapeuten möglich, der deshalb in unklaren Fällen und vor allem bei häufig wiederkehrenden oder chronischen Beschwerden bald zugezogen werden muß.

*Ursachen:*

Leichte Durchblutungsstörungen erklären sich oft aus Fehlfunktionen des vegetativen Nervensystems, das unter anderem auch für die Gefäßregulation zuständig ist. Dabei können auch Hormonstörungen eine Rolle spielen, wie sie vor allem in der Pubertät und während der Wechseljahre auftreten. Eine weitere häufige Ursache ist die Arterienverkalkung, an der vor allem ab der Lebensmitte viele Menschen unterschiedlich stark leiden. Weitere ungünstige Einflüsse auf die Durchblutung lassen sich oft nur schwer genau nachweisen; es erübrigt sich, sie hier noch weiter aufzuführen.

*Symptome:*

Durchblutungsstörungen können viele unklare Beschwerden verursachen. In erster Linie gehören dazu häufige Blutdruckschwankungen mit Schwindel und Neigung zur Ohnmacht, Herzbeschwerden, chronisch kalte Glieder und Funktionsstörungen innerer, minderdurchbluteter Organe.

*Behandlung:*

Sie richtet sich nach den Ursachen (soweit diese erkennbar sind) und wird bei organischen Krankheiten stets vom Fachmann bestimmt. Selbsthilfe ist nur dann erlaubt, wenn sich die Beschwerden eindeutig aus seelisch-nervösen Regulationsstörungen erklären.

Zur Basistherapie empfiehlt sich in solchen Fällen immer eine gesundheitsbewußte Lebensführung mit genügend Schlaf und Erholung, ausreichend Bewegung an der frischen Luft, täglichen kalten Duschen und vollwertiger Ernährung, die vor allem viel »Nervenvitamine« der B-Gruppe enthalten muß.

Unter den heilenden Erden ist besonders das Moor hervorzuheben, das stark auf die Herz-Kreislauf-Funktionen wirkt. Zur Selbstbehandlung beschränkt man sich auf warme Moorbäder der Glieder, allenfalls noch Sitzbäder; das anstrengende Moorvollbad soll nur nach Verordnung angewendet werden, um Herz-Kreis-

lauf-Komplikationen zu vermeiden. Aber auch kalte Lehm- und Lößbäder eignen sich gut, um die Durchblutung zu fördern; je nach Bedarf und Verträglichkeit werden sie als Teil- oder Ganzkörperbad durchgeführt. Zu ihrer Wirkung tragen auch die durch die Haut aufgenommenen anorganischen Bestandteile der Heilerde bei.

Darüber hinaus kann man verschiedene pflanzliche Arzneimittel, wie Ginster und Weißdorn, oder homöopathische Wirkstoffe über längere Zeit nach Verordnung einnehmen. Treten die Durchblutungsstörungen im Zusammenhang mit niedrigem Blutdruck auf, hilft oft Rosmarin als Tee oder Badezusatz am besten, gegen Arterienverkalkung kann man Ackerschachtelhalm, Mistel oder Knoblauch und gleichzeitig innerlich 2mal täglich je $1/2 - 1$ Teelöffel Heilerde verabreichen, deren Kieselsäuregehalt für die Besserung der Arterienveränderungen wichtig ist.

### Frauenleiden

Diese Sammelbezeichnung umfaßt alle Erkrankungen der weiblichen Geschlechtsorgane, von denen kaum eine Frau ein Leben lang verschont bleibt; im weiteren Sinn gehören auch die Wechseljahre dazu, die zwar keine Krankheit darstellen und deren Symptome oft größtenteils aus seelisch-nervösen Ursachen zu erklären sind, aber doch erheblich belasten können.

Da alle Frauenleiden fachärztliche Untersuchung erfordern, muß hier nicht weiter auf Ursachen und Symptome eingegangen werden. Zur Behandlung eignet sich oft das Moorsitzbad gut, das mehrmals wöchentlich heiß angewendet wird; Dauer und Häufigkeit der Moorbehandlung bestimmt immer der Arzt.

Wenn das Moorbad schlecht vertragen wird, können auch Leibauflagen mit Moor nach Verordnung durchgeführt werden, um die Unterleibsorgane günstig von außen zu beeinflussen. Manchmal eignen sich auch kalte oder lauwarme Lehm- und Lößbäder oder -leibauflagen gut. Durchblutungsstörungen während der Wechseljahre werden in der oben beschriebenen Weise behandelt.

Von guten Erfolgen mit kalten Lehm- und Lößauflagen berichten Fachleute auch bei Spannungsgefühl und Schmerzen in der weiblichen Brust, die bei vielen Frauen vorkommen. Vorher muß

aber unbedingt fachmännisch untersucht werden, damit man keine ernste Krankheit übersieht. Die Heilerde wird für 20 – 40 Minuten auf die Brüste gestrichen und hilft oft schon nach der ersten Anwendung; die Therapie sollte aber kurmäßig 3- bis 4mal wöchentlich durchgeführt werden, damit man eine vollständige Heilung erzielt.

## Hals-, Kehlkopf- und Mandelentzündungen

Katarrhe der oberen Atemwege stehen oft mit Infektionen (Erkältung) in Zusammenhang, die wohl jeder Mensch aus eigener Erfahrung kennt. Die Entzündungen und Eiterungen der Mandeln betreffen Kinder häufiger – bei Erwachsenen sind die Mandeln oft ohnehin nicht mehr vorhanden – und müssen wegen drohender Komplikationen immer ernst genommen werden.

*Ursachen:*

Alle 3 Krankheitsbilder, die zum Teil gemeinsam auftreten, werden in vielen Fällen durch Krankheitserreger hervorgerufen, wenn diese von den körpereigenen Abwehrkräften nicht in Schach gehalten werden können. Als weitere Ursachen kommen Reizungen der Rachen-Kehlkopf-Schleimhaut durch Rauchen, Dämpfe und Gase, bei Kehlkopfentzündungen auch Überanstrengung der Stimmbänder, gutartige Knoten oder Krebsgeschwülste in Frage.

*Symptome:*

Die Halsentzündung führt zu Schmerzen, Schluckbeschwerden und Rötung der Schleimhaut, bei Kehlkopfkatarrhen kommt es zur Heiserkeit mit Schmerzen beim Sprechen und Schlucken, bei der Mandelentzündung sind die Gaumenmandeln und ihre Umgebung gerötet und geschwollen, hinzu kommen Stechen und Schluckschmerzen im Hals, belegte Zunge, oft sehr hohes Fieber; im Einzelfall kann eine Mandeleiterung (-abszeß) vorliegen, die meist nur eine Mandel betrifft und sehr schmerzhaft ist; außerdem kennen wir noch verschiedene Sonderformen der Mandelentzündung, die nur der Fachmann sicher diagnostizieren kann.

*Behandlung:*

Hals-, Kehlkopf- und Mandelentzündungen lassen sich durch Heilerde günstig beeinflussen. Gut bewährt hat sich der Halswik-

kel mit Lehm oder Löß, den man bei akuten Entzündungen bis zu 6mal täglich für je 30 – 60 Minuten anlegt; anstelle des äußeren Wolltuchs verwendet man ein Leintuch, damit sich der Wickel nicht zu stark erwärmt. Chronisch verlaufende Erkrankungen im Hals, Kehlkopf oder in den Mandeln sprechen auf warme Halswickel besser an, die man für mehrere Stunden und auch über Nacht angelegt lassen kann.

Zusätzlich beschleunigt man die Heilung, indem man bis zu 8mal täglich mit Leitungswasser gurgelt; dazu gibt man 1 Teelöffel Heilerde auf $^1/_2$ – 1 Glas kaltes oder lauwarmes Wasser, Kamillen- oder Salbeitee.

Diese einfachen Hausmittel genügen aber nur in leichten Fällen. Bei Bedarf ergänzt sie der Therapeut durch pflanzliche und homöopathische Medikamente, um die Körperabwehr zu steigern. Bei Mandelentzündungen können wegen der Gefahren für Herz, Nieren und Gelenke auch Antibiotika erforderlich werden.

In jedem Fall ist außerdem streng vegetarische Diät zu empfehlen; anfangs sollte man zur Steigerung der körpereigenen Selbstheilungskräfte auch 1 – 3 Rohkost- oder Saftfasttage einhalten.

Chronisch entzündete Mandeln bei Kindern werden viel zu oft operativ entfernt, obwohl man den Körper damit eines seiner Abwehrorgane beraubt. Durch Heilerde und andere Naturheilmittel läßt sich die Operation oft vermeiden, notwendig ist sie nur dann, wenn auch die biologische Langzeittherapie das Mandelgewebe nicht mehr regenerieren kann. Dann sollte der chirurgische Eingriff nicht unnötig auf die lange Bank geschoben werden.

**Krampfadern**

Da sich diese Venenkrankheit oft mit aus Fehlern der Lebensweise erklärt, gehört sie zu den verbreiteten Zivilisationskrankheiten. Rund 10 – 15 % aller Bewohner der Industriestaaten leiden ausgeprägt darunter, Frauen sind häufiger als Männer betroffen.

*Ursachen:*

Am Anfang steht oft die anlagebedingte Bindegewebsschwäche, die allein aber noch nicht zur Erkrankung führen muß, sondern durch gesundheitsbewußte Lebensweise in Schach gehalten werden kann. Erst wenn Bewegungsmangel, Übergewicht, chroni-

sche Darmträgheit, häufiges (oft berufsbedingtes) Stehen und Sitzen oder Schwangerschaft hinzukommen, erweitern und schlängeln sich die Beinvenen oft schon in jungen Jahren.

*Symptome:*

Anfangs sind die Beine vor allem abends geschwollen und schwer, weil sich das Blut darin staut, später erweitern sich die Venen, und die Haut darüber verfärbt sich wegen des Blut-Sauerstoff-Mangels blauviolett, beginnt zu schwinden und juckt. In schweren Fällen bricht die Haut geschwürig auf (offenes Bein), und es kann zu Venenentzündungen, Thrombosen und Embolien kommen.

*Behandlung:*

Sie muß so früh wie möglich einsetzen, um ein Fortschreiten der Venenveränderungen und die gefürchteten Komplikationen zu vermeiden. Unentbehrlich ist dazu ausreichend Bewegung, die den Blutfluß zum Herzen steigert. Außerdem müssen Übergewicht und Darmträgheit beseitigt und die Bindegewebsschwäche durch Einnahme von kieselsäurereicher Heilerde in einer Tagesdosis von 2- bis 3mal $1/2$ – 1 Teelöffel in Ackerschachtelhalmtee gebessert werden.

Äußerlich wendet man Auflagen mit kaltem Lehm- oder Lößbrei (nie warm, sonst erschlaffen die Venen noch weiter) anfangs 1- bis 2mal täglich, später nach Besserung nur noch 3- bis 4mal wöchentlich für jeweils 30 – 40 Minuten an. Zwischendurch empfehlen sich Salben, die hauptsächlich durchblutungsfördernde Roßkastanie enthalten; Arzneimittel mit Roßkastanie können außerdem innerlich verabreicht werden, um die Gefäßwände wieder zu straffen und die Durchblutung zu verbessern.

Problematisch sind Stützstrümpfe und das Wickeln der Beine, weil dadurch die Venen noch weiter erschlaffen können. Zwar kommt man in schweren Fällen anfangs nicht ohne diese Hilfsmittel aus, nach Besserung wird aber möglichst bald darauf verzichtet. Als Alternative gibt es inzwischen die elektrisch betriebene Kompressionspumpe, die rhythmisch aufgeblasen wird und dadurch die Muskelbewegungen nachahmt; das Gerät ist aber relativ teuer, die Kostenübernahme durch die Krankenkassen unsicher; darüber kann je nach Einzelfall nur der Therapeut entscheiden.

Wenn Krampfadern bluten, muß das Bein hochgelegt, die Blutung mit einer sterilen Kompresse abgedeckt und unter leichtem Zug eine Binde darüber angelegt werden; blutet die erste Kompresse durch, legt man eine weitere darauf und befestigt sie unter etwas stärkerem Zug (die Binde darf nie so stark angezogen werden, daß die Durchblutung stockt, das kann lebensgefährlich werden); auf diese Weise lassen sich fast alle Krampfaderblutungen stillen, andernfalls wird sofort der Arzt zugezogen.

Die oft sehr hartnäckigen Krampfadergeschwüre kann man nach Zustimmung des Therapeuten durch kalte Lehm- und Lößauflagen gut beeinflussen, die Therapie entspricht der weiter vorne beschriebenen bei Geschwüren der Haut. Ferner sind alle gegen Krampfadern* genannten Maßnahmen erforderlich, sonst kehrt das Geschwür häufig zurück.

### Lymphgefäßentzündungen

Diese Krankheit wird umgangssprachlich oft als Blutvergiftung bezeichnet, aber das trifft nicht zu. Erst wenn die Entzündung verschleppt wird, kann es zur lebensgefährlichen Sepsis kommen. Um sie zu verhindern, muß der Krankheitsverlauf stets vom Fachmann überwacht werden.

*Ursachen:*
Zur Entzündung kommt es durch verschiedene Infektionen und Giftstoffe, zum Teil auch durch andere Fremdstoffe oder Krebszellen.

*Symptome:*
Die Entzündung erkennt man äußerlich an einem roten Strich auf der Haut, der dem Verlauf der entzündeten Lymphbahn entspricht; hinzu kommen Schwellungen, Schmerzen und Hitzegefühl.

*Behandlung:*
Durch sofortige fachmännische Therapie, die oft in Antibiotika besteht, läßt sich die Blutvergiftung verhindern. Zur Soforthilfe

---

* Die erfolgreiche Vorbeugung und Therapie bei Krampfadern beschreibt ausführlich der ECON Ratgeber ETB 20257 »Krampfadern und Hämorrhoiden« von Gerhard Leibold.

und Nachbehandlung bis zur völligen Heilung der Lymphgefäß-
entzündung empfehlen sich kalte Auflagen oder Wickel mit Lehm
oder Löß, die man mit 1 Teil Essig auf 3 Teile Wasser anrührt und
in Abständen von 1 Stunde erneuert. Auch wenn diese Behandlung rasch hilft, muß trotzdem so rasch wie möglich der Fachmann
aufgesucht werden; nur er kann entscheiden, ob weitere Therapie-
maßnahmen erforderlich sind.

## Nervenschmerzen

Die oft unklaren Schmerzen können sehr quälend sein und lang
dauern. Im Einzelfall wird der Therapeut auch starke chemische
Arzneimittel, Akupunktur, verschiedene Injektionen und andere
Heilverfahren durchführen müssen, damit der Patient nicht unnötig leidet, bis die Krankheitsursachen überwunden sind.

*Ursachen:*
Sie lassen sich oft nicht genau klären; zu denken ist an Rheuma,
Nervenentzündungen, Infektionen (zum Beispiel Gürtelrose),
Vergiftungen durch Alkohol und Schwermetalle, chronische
Krankheitsherde mit Fernwirkung, Schäden an den Bandschei-
ben (vor allem Ischias), Hormon-, Stoffwechselstörungen und
Blutarmut.

*Symptome:*
Die Schmerzen betreffen einen oder mehrere Nerven, bevorzugt
den Ischias-, Trigeminus- (im Gesicht) und die Zwischenrip-
pennerven; der Schmerz wird als bohrend, ziehend, an- und ab-
schwellend empfunden.

*Behandlung:*
Bei längerer Einnahme chemischer Schmerzmittel drohen ernste
Nebenwirkungen, ohne daß die Krankheitsursachen beseitigt
werden; deshalb darf man solche Mittel nur anfangs bei starken
Schmerzen nach Verordnung verwenden, bis die anderen Maß-
nahmen wirksam werden.
Zur Soforthilfe empfehlen sich kalte Auflagen mit Lehm oder Löß
über den betroffenen Nerven, die durch 1 Teil Essig auf 2 – 3 Teile
Wasser verstärkt werden und 1 – 1$^1$/$_2$ Stunden lang angelegt blei-
ben. Danach kann man die Hautpartien mit Eukalyptus- oder
Pfefferminzöl einreiben (besonders gut wirkt das japanische Pfef-

ferminzöl). Alle weiteren notwendigen Maßnahmen verordnet der Fachmann gezielt je nach Ursachen; er sollte auch bei rascher Besserung der Schmerzen durch Soforthilfe aufgesucht werden, damit man keine Krankheit unnötig verschleppt.

Bei hartnäckigen Nervenschmerzen eignen sich neben kalten Lehm- und Lößauflagen nach Zustimmung des Therapeuten auch heiße Fango- und Moorpackungen zur ergänzenden Behandlung.

## Venenentzündungen

Entzündungen der Venen treten oft bei Blutstauungen in den Beinen auf. Da als Komplikationen Thrombosen und sogar lebensgefährliche Embolien drohen, gehört die Erkrankung immer sofort in fachmännische Behandlung.

*Ursachen:*

Bei vorgeschädigter Venenwand und/oder verlangsamtem Blutfluß in den Venen werden Krankheitserreger begünstigt, die in die Blutbahn gelangten; außerdem können die Erreger aus Eiterungen in der Umgebung der betroffenen Venen zur Entzündung führen. Durch Auflagerung von Blutkörperchen an der Entzündungsstelle entwickelt sich oft ein Blutpfropf (Thrombus), der abgerissen und in den Körper verschleppt werden kann, wo er durch Verschluß eines Blutgefäßes dann zur Embolie führt (diese Risiken bestehen vor allem bei Entzündungen tiefer Venen, seltener bei denen oberflächlicher Gefäße).

*Symptome:*

Bei oberflächlichen Entzündungen tritt eine sichtbare Rötung und Verdickung der Vene mit Hitzegefühl und Schmerzen auf; die Entzündung tiefer Venen verursacht oft nur dumpfe, erträgliche Schmerzen, obwohl sie wesentlich gefährlicher ist.

*Behandlung:*

Das betroffene Glied muß hochgelagert und ruhiggestellt werden, bis der Therapeut die notwendige Behandlung verordnet hat. Tiefe Entzündungen erfordern längere Ruhe, bei oberflächlichen Entzündungen muß nach Anweisung des Fachmanns sobald wie möglich mit der Bewegungstherapie begonnen werden, die den Blutfluß anregt.

Kalte Auflagen mit Lehm und Löß lindern die Schmerzen und Schwellungen rasch; sie werden 4mal täglich angewendet, nach Besserung bis zur völligen Heilung dann noch 1- bis 2mal am Tag. Zwischen den Auflagen empfehlen sich Einreibungen mit Blutegelsalbe, der Therapeut kann auch Blutegel ansetzen und bei Bedarf verschiedene Heilmittel einspritzen.

Zusätzlich hält man einleitend 2 – 3 Rohkostfasttage ein, danach ernährt man sich bis zur Heilung vegetarisch, um die Körperabwehr zu steigern und das Blut dünnflüssiger zu halten.

Bei Krampfadern muß man nach der Heilung der Venenentzündung unbedingt in der schon beschriebenen Weise weiter behandeln, weil sonst bald neue Entzündungen drohen.

## Soforthilfe bei Vergiftungen

Lehm und Löß eignen sich gut, um Krankheitsstoffe, die vor allem durch chronische Darmträgheit und falsche Ernährung im Körper angesammelt werden, zu binden und auf natürliche Weise auszuscheiden. Dadurch erzielt man bei kurmäßiger Einnahme von 2- bis 3mal täglich je $1/2 - 1$ Teelöffel Heilerde in Wasser oder entschlackendem Brennessel-, Löwenzahn-, Teufelskralle- und Wacholdertee im Lauf der Zeit eine gründliche Entgiftung des Bluts und der Gewebe.

Darüber hinaus kann die Heilerde wegen ihrer aufsaugenden Wirkung auch bei akuten Vergiftungen zur Soforthilfe angewendet werden. Da sie sich aber nicht in allen Fällen eignet, muß vorher der Fachmann befragt werden (am besten telefonisch) und die notwendige Dosierung bestimmen.

Die Heilerde wird mit Wasser eingenommen und wirkt oft rasch. Damit darf man sich aber nur bei offensichtlich leichten Vergiftungen begnügen; in allen unklaren oder ernsteren Fällen wird so rasch wie möglich der Arzt zugezogen, um jedes Risiko zu vermeiden.

Weitere Erste-Hilfe-Maßnahmen bei den verschiedenen Vergiftungen bis zum Eintreffen des Arztes erlernt man am besten in einem Kurs, zumindest benötigt man dazu ein ausführliches, gut verständliches Buch mit klaren Anleitungen.

# Fertige Arzneimittel mit Heilerden für den Hausgebrauch

Zur häuslichen Anwendung von Lehm, Moor, Fango und anderen Heilerden eignen sich nur fertige Arzneimittel, deren fachmännische Zubereitung die bestmögliche Wirkung ohne Risiken gewährleistet. Die nachstehende Auswahl fertiger Spezialitäten, die rezeptfrei in Apotheken, Reformhäusern und zum Teil auch in Drogerien erhältlich sind, beruht auf praktischen Erfahrungen des Autors und erhebt keinen Anspruch auf Vollständigkeit. Wenn ein Medikament hier nicht genannt wird, spricht das also nicht gegen seine Eignung.

Die verschiedenen Heilmittel werden in alphabetischer Reihenfolge aufgeführt, die teilweise vereinfachten und verkürzten Informationen beruhen auf den Herstellerangaben.

## Allgäuer Heilmoor

Das Moor stammt aus dem Bad Wurzacher Ried und wird in folgenden 5 Zubereitungsformen angeboten:

### Moor-Balsam

*Zusammensetzung:* Moorextrakt, Nikotinsäurebenzylester, Eukalyptusöl, Kampfer und Menthol.
*Heilanzeigen:* Muskel-, Gelenkrheuma, Gelenkabnutzung, Hexenschuß, Ischias, Bandscheibenschäden, Nervenschmerzen, Migräne, Bronchitis, Durchblutungsstörungen der Glieder.
*Anwendung:* 2mal täglich leicht einreiben und einmassieren.

### Moor-Packung

*Zusammensetzung:* wie Moor-Balsam, aber als gebrauchsfertige Kompresse in Perlonstretchgewebe eingearbeitet.

*Heilanzeigen:* wie Moor-Balsam.
*Anwendung:* nach Gebrauchsanweisung erhitzen, auf die betroffene Körperstelle legen, mit dem mitgelieferten Plastiktuch abdecken und mit einer Wolldecke umhüllen; die Behandlung dauert 30 – 45 Minuten.

**Moor-Teilbad**
*Zusammensetzung:* dickbreiiges Naturmoor mit den natürlichen Bestandteilen des Moors.
*Heilanzeigen:* Muskel-, Gelenkrheuma, Gicht, Nervenschmerzen, chronisch kalte Hände und Füße, Durchblutungsstörungen der Glieder, Frostschäden.
*Anwendung:* nach Gebrauchsanweisung im Badegefäß auflösen und bei einer Temperatur zwischen 30 und 40 °C etwa 30 – 45 Minuten die betroffenen Glieder darin baden.

**Moor-Vollbad**
*Zusammensetzung:* fein aufgeschlossenes Naturmoor mit den natürlichen Wirkstoffen des Heilmoors.
*Heilanzeigen:* Muskel-, Gelenkrheuma, Hexenschuß, Ischias, Nervenschmerzen, Bandscheibenschäden, Durchblutungsstörungen, Anfälligkeit für Erkältungskrankheiten, Unfallfolgen, Frauenleiden.
*Anwendung:* nach Gebrauchsanweisung dem Vollbad zusetzen und 15 – 20 Minuten bei einer Wassertemperatur von 37 – 39 °C darin baden.

**Trinkmoor**
*Zusammensetzung:* naturbelassenes, ultrafein zur flüssigen Suspension aufbereitetes Heilmoor.
*Heilanzeigen:* Magen-, Darmkatarrhe, Magen-, Zwölffingerdarmgeschwüre, Regulierung der Darmflora, Sodbrennen, andere Verdauungsstörungen mit Fäulnis- und Gärungsprozessen, leichte Leberschäden.
*Anwendung:* 3mal täglich 1 Eßlöffel in etwas Mineralwasser oder Tee vor den Mahlzeiten einnehmen; bei starkem Sodbrennen 2 Eßlöffel nach den Mahlzeiten verabreichen.

*Hersteller:* (alle 5 Moorspezialitäten): Allgäuer Heilmoor Ehrlich KG, Bad Wurzach.

## Eifelfango

*Zusammensetzung:* vulkanischer Schlamm, der zu einem feinen Pulver verarbeitet wurde.

*Heilanzeigen:* Muskel-, Gelenkrheuma, Ischias, Nervenschmerzen, Narbenschmerzen, Unfallfolgen, Nachbehandlung bei Knochenbrüchen, Verwachsungen nach Operationen, Frauenleiden, Erkältungskrankheiten, bei Erkrankungen innerer Organe zur Reflexzonenbehandlung über die Head'schen Hautzonen.

*Anwendung:* nach Gebrauchsanweisung für heiße Packungen über den erkrankten Körperpartien oder Reflexzonen verwenden. (Neben einfachem Eifelfango gibt es noch Eifelfango-Spezial mit Zusatz des entzündungshemmenden Kamillenwirkstoffs Azulen.)

*Hersteller:* Eifelfango GmbH & Co. KG, Bad Neuenahr-Ahrweiler.

## Fango-Paraffin-Conzen

*Zusammensetzung:* naturreine Fangoerde in Paraffintafeln mit Mehrfachfolie.

*Heilanzeigen:* Wärmebehandlung bei chronisch-entzündlichen Muskel-, Gelenk- und Nervenkrankheiten, Magen-Darm-Katarrhe, Eierstockentzündungen.

*Anwendung:* nach Gebrauchsanweisung die aufgeschmolzene Masse bei etwa 50 °C für $1/2$ Stunde als Packung über den betroffenen Körperpartien anlegen.

*Hersteller:* Conzen GmbH & Co. KG, Haan.

## Fango-Rubriment

*Zusammensetzung:* kieselsäurehaltiger Fango aus vulkanischem Tuffgestein mit feinverteiltem Schwefel in Hartparaffin.

*Heilanzeigen:* Wärmebehandlung bei nicht ganz akut oder chronisch verlaufenden Muskel- und Gelenkerkrankungen, Gelenkabnutzung, zur Nachbehandlung bei Unfallfolgen und Rückenmarkserkrankungen.

*Anwendung:* nach Gebrauchsanweisung zur Wärmepackung am besten vor dem Schlafengehen 20 – 40 Minuten lang auf den betroffenen Körperpartien anlegen.

*Hersteller:* Nordmark GmbH, Uetersen.

## Fangotherm

*Zusammensetzung:* gebrauchsfertige Kompresse mit natürlichem Eifelfangoschlamm.

*Heilanzeigen:* Wärmebehandlung bei Muskel-, Gelenkrheuma, Ischias, Gicht, Nervenschmerzen, Nachbehandlung von Knochenbrüchen, Magen-, Leber-, Gallenblasen- und Nierenleiden.

*Anwendung:* nach Gebrauchsanweisung zur Wärmepackung über den erkrankten Körperpartien anlegen; die Kompressen werden in den Größen 1 (25x40 cm), 2 (25x18 cm), 3 (25x8 cm), 4 (32x18 cm) und 5 (50x18 cm) für die verschiedenen Anwendungsgebiete angeboten.

*Hersteller:* Eifelfango GmbH & Co. KG, Bad Neuenahr-Ahrweiler.

## Fapack

*Zusammensetzung:* feingemahlener, schwefelhaltiger Jura-Fango-Posidonienschiefer des »Schwarzen Jura« (Meeresablagerungen), eingestreut in Wattevlies mit Textilhülle.

*Heilanzeigen:* rheumatische und rheumaähnliche Muskel- und Gelenkerkrankungen, nach Verletzungen und Operationen.

*Anwendung:* gebrauchsfertige Kompresse in 50 – 60 °C heißem Wasser erwärmen und 20 – 60 Minuten lang anlegen; die Kompressen werden in den Größen 1 für Hand und Wade, 2 für Fußgelenk, Knie und Unterleib und 3 für Brust, Rücken, Schulter und Leib angeboten.

*Hersteller:* Hartmann AG, Heidenheim/Brenz.

## Kytta-Thermopack Moor-Fangoparaffin

*Zusammensetzung:* kieselsäurehaltiger Fango aus vulkanischem Tuffgestein des Rheinischen Schiefergebirges, Schweizer Jurahochmoor und feinverteilter Schwefel in Hartparaffin als fertige Packung.

*Heilanzeigen:* Wärmebehandlung bei nicht ganz akuten und chronischen rheumatischen Erkrankungen, Gelenkabnutzung, Verletzungsfolgen, zur Nachbehandlung bei Rückenmarksentzündungen, ergänzend bei halbseitigen Lähmungen, ferner bei Leber-, Nierenleiden, Eierstockentzündungen und zur Reflexzonentherapie über Head'schen Hautzonen bei Erkrankungen innerer Organe.

*Anwendung:* nach Gebrauchsanweisung 1mal täglich zur Wärmebehandlung für 20 – 40 Minuten als Packung auf die betroffenen Hautpartien oder Reflexzonen legen; die gebrauchsfertige Kompresse wird in den Größen 1 (25x20 cm), für Bauch, Hüfte, Rücken und Schulter und 2 (38x12,5 cm) für Fuß, Knie, Hand, Ellbogen und Nacken angeboten.

*Hersteller:* Kytta-Werk, Alpirsbach.

## Luvos Heilerde
Diese bekannte, altbewährte Heilerde wird in den folgenden 3 Zubereitungsformen angeboten:

## Luvos Heilerde 1
*Zusammensetzung:* naturreiner Löß mit verschiedenen anorganischen Wirkstoffen, wie Kieselsäure, Aluminium, Eisen, Kalium, Kalzium und Magnesium.

*Heilanzeigen:* zur inneren Behandlung von Magen-Darm-Katarrhen, Durchfall, Blähungen, Sodbrennen und anderen Verdauungsstörungen, zur Soforthilfe bei Vergiftungen.

*Anwendung:* je nach Schwere der Erkrankung 1- bis 2mal täglich 1 Teelöffel Heilerde mit Flüssigkeit oder trocken gut eingespeichelt einnehmen.

## Luvos Heilerde ultra
Zusammensetzung, Heilanzeigen und Anwendung wie bei Luvos Heilerde 1; da der Löß ultrafein pulverisiert ist, eignet sich diese Zubereitungsform vor allem für Patienten mit besonders empfindlichem Magen-Darm-Trakt.

**Luvos Heilerde 2**

*Zusammensetzung:* wie Luvos Heilerde 1.

*Heilanzeigen:* zur äußerlichen Behandlung vielseitig anwendbar, zum Beispiel bei Hautausschlägen, -entzündungen, -eiterungen, Akne, Ekzemen, Insektenstichen, Sonnenbrand, Verrenkung, Verstauchung, Zerrungen, Prellungen, Bluterguß und rheumatischen Beschwerden.

*Anwendung:* nach Gebrauchsanweisung mit kaltem oder lauwarmem Wasser zu einem dickflüssigen, cremeartigen Brei verrühren und mehrmals täglich oder 2- bis 3mal wöchentlich anwenden.

*Hersteller:* (alle 3 Heilerdespezialitäten): Luvos-Heilerde GmbH & Co., Friedrichsdorf 2.

**Meer-Löß-Moor**

*Zusammensetzung:* Heilerde (Löß), Heilmoor und Meersalz.

*Heilanzeigen:* zur innerlichen Behandlung bei Magen-Darm-Katarrh, Durchfall, Blähungen, Sodbrennen und anderen Verdauungsstörungen, zur Beseitigung der inneren Ursachen von Ekzemen, anderen Hautleiden und Heuschnupfen, örtlich bei Mund-, Rachen- und Mandelentzündungen.

*Anwendung:* innerlich morgens und abends $1/2$ Teelöffel in $1/8 - 1/4$ l Wasser (am besten kohlensäurefreies Mineralwasser) aufschlämmen und rasch trinken; zur örtlichen Behandlung im Mund-Rachen-Raum abends vor dem Schlafengehen $1/2$ Teelöffel Pulver trocken in den Mund nehmen, gut einspeicheln und vor dem Schlucken möglichst lange auf die entzündeten Gewebe einwirken lassen.

*Hersteller:* ISO-Werk, Regensburg.

**Mikromooran**

*Zusammensetzung:* Heilmoor mit allen natürlichen Wirkstoffen des Moors.

*Heilanzeigen:* chronisch-rheumatische Gelenkerkrankungen, Gelenkabnutzung, Gicht, Ischias, Nervenschmerzen, Frauenleiden, Hauterkrankungen, Durchblutungsstörungen der Glieder, Krampfadern, chronische Nierenbecken- und Harnblasenentzündungen.

*Anwendung:* nach Gebrauchsanweisung für Bäder, Packungen und Umschläge verwenden.
*Hersteller:* Dr. Krist Arzneimittel, München.

## Moorbad »Saar«
*Zusammensetzung:* natürliche Wirkstoffe des Heilmoors, Salicylsäure und andere biologische Bestandteile.
*Heilanzeigen:* rheumatische Erkrankungen, Ischias, Nervenschmerzen, Frauenleiden.
*Anwendung:* nach Gebrauchsanweisung 3mal wöchentlich als Badezusatz verwenden.
*Hersteller:* C. P. F. Pharma, Saarbrücken.

## Moorhumin
*Zusammensetzung:* Trockensubstanz aus dem Einfelder Moor mit den natürlichen Wirkstoffen des Heilmoors.
*Heilanzeigen:* Rheumatische Erkrankungen, Frauenleiden, chronische Ekzeme.
*Anwendung:* nach Gebrauchsanweisung für Voll- und Teilbäder verwenden.
*Hersteller:* Torfwerk Einfeld Hornung, Neumünster.

## Moorlauge »Bastian«
*Zusammensetzung:* alkalischer Moorauszug mit den natürlichen Wirkstoffen des Heilmoors.
*Heilanzeigen:* rheumatische Erkrankungen, Eierstockentzündungen.
*Anwendung:* nach Gebrauchsanweisung bis zu 3mal wöchentlich als Badezusatz verwenden.
*Hersteller:* Bastian-Werk GmbH, München.

## Moorlauge-Conzen
*Zusammensetzung:* alkalischer Auszug mit den natürlichen Wirkstoffen hochverrotteter Moorerde.
*Heilanzeigen:* rheumatische Erkrankungen, Nervenschmerzen, Frauenleiden.
*Anwendung:* als Badezusatz nach Gebrauchsanweisung.
*Hersteller:* Conzen GmbH & Co. KG, Haan.

**Moorocoll Moorbad**

*Zusammensetzung:* reines Moorkonzentrat mit den natürlichen Wirkstoffen des Heilmoors.

*Heilanzeigen:* rheumatische Erkrankungen, Durchblutungsstörungen, Frauenleiden.

*Anwendung:* nach Gebrauchsanweisung als Zusatz zu Voll- und Teilbädern verwenden.

*Hersteller:* Sagitta GmbH, Feldkirchen.

**Moorparaffin »Bastian«**

*Zusammensetzung:* Moorerde in Paraffintafeln mit den natürlichen Wirkstoffen des Heilmoors.

*Heilanzeigen:* rheumatische Erkrankungen, Nervenentzündungen.

*Anwendung:* alle 2 Tage für Packungen nach Gebrauchsanweisung verwenden.

*Hersteller:* Bastian-Werk GmbH, München.

**Moorparaffin-Conzen**

*Zusammensetzung:* Naturmoor in Paraffintafeln mit Mehrfachfolie mit den natürlichen Wirkstoffen des Heilmoors.

*Heilanzeigen:* chronisch-entzündliche Muskel-, Gelenk- und Nervenerkrankungen, Eierstockentzündungen, Magen-Darm-Katarrhe.

*Anwendung:* Die nach Gebrauchsanweisung aufgeschmolzene Masse bei 50 °C etwa $1/2$ Stunde zur Packung verwenden.

*Hersteller:* Conzen GmbH & Co. KG, Haan.

**Palsaneu**

*Zusammensetzung:* Naturheilmittel auf Moorbasis mit den natürlichen Wirkstoffen des Heilmoors.

*Heilanzeigen:* Magen-, Darmkatarrhe, Magen- Zwölffingerdarmgeschwüre, Durchfall, Verstopfung, Störungen der Magensäureproduktion, Gallenblasenleiden, Störungen der Darmflora.

*Anwendung:* täglich 2- bis 3mal 1 Eßlöffel einnehmen.

*Hersteller:* Dr. Krist Arzneimittel, München.

**Pela-Moorlauge**

*Zusammensetzung:* Moorextrakt mit allen natürlichen Wirkstoffen des Heilmoors.

*Heilanzeigen:* rheumatische Erkrankungen, Durchblutungsstörungen der Gliedmaßen.

*Anwendung:* als Badezusatz zu Voll- und Teilbädern nach Gebrauchsanweisung verwenden.

*Hersteller:* Pino GmbH, Hamburg.


**Pino-Pak Fangoparaffin**

*Zusammensetzung:* Jura-Fango aus Bad Boll in Hartparaffin.

*Heilanzeigen:* rheumatische Erkrankungen, Verletzungsfolgen.

*Anwendung:* nach Gebrauchsanweisung die geschmolzene Masse bei etwa 50 °C als Packung auf die betroffene Körperpartie legen.

*Hersteller:* Pino GmbH, Hamburg.


**Turbatherm**

*Zusammensetzung:* Sphagnum-Torf-Granulat mit Bakterienkulturen.

*Heilanzeigen:* Gelenk- und Muskelrheuma, Ischias, Hexenschuß, Magen- und Gallenblasenerkrankungen.

*Anwendung:* nach Gebrauchsanweisung zur Dauer- oder Intervall-Moorpackung verwenden.

*Hersteller:* Torfwerk Einfeld Hornung, Neumünster.

# Register

Abführmittel 63ff.
Abgespanntheit 23
Akne 81ff., 91
Antibiotika 52f.
Apfelkur 54, 56
Appetitmangel 64
Armbad 41
Arterienverkalkung 84, 86,
    93
Arthrose 73
Asthma 27
Auflagen 32
Aufstoßen 61f.
Autogenes Training 59, 66

Bandscheibenschäden 21
Bauchfellentzündung 68
Bewegungsmangel 96
Bindegewebsschwäche 96f.
Blähungen 18, 22, 28, 50ff.,
    54, 63f.
Blutarmut 99
Blutdruck, niedriger 94
Blutegel 101
Blutergüsse 19, 33, 79, 84f.,
    90
Bluterkrankheit 84
Blutreinigung 82

Blutstauungen 100
Blutvergiftung 85f., 89, 98
Bockshornkleeauflage 86
Bronchialerkrankung 27

Cholera 18
Cortison 47, 75

Darmeinlauf 64
Darmflora 22, 28, 50ff., 64f,
    81f., 87
Darmkatarrh 53f., 56
Darmträgheit 18, 50ff., 54f.,
    63ff., 81f., 91, 97, 101
Darmverschluß 29, 50f.
Diät 50, 58, 63
Dickdarmentzündung 55f.
Durchblutungsanregung 21
Durchblutungsstörungen 22,
    32, 43, 86, 92ff.
Durchfall 18, 22, 52ff., 61

Eiterpusteln 81
Eiterungen 33
Ekzem 19
Embolie 97, 100
Entgiftung 33
Entzündungen 33

111

| *Autogenes Training zum Wohl der Gesundheit.* | *Die Wechseljahre: Keine Krankheit, sondern eine Lebensstufe.* | *Sich selbst massieren – kein Problem.* | *Box dich fit!* |

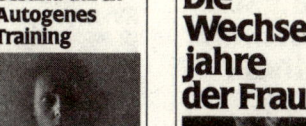

**Gisela Eberlein**

**Gesund durch Autogenes Training**

**ECON Ratgeber**

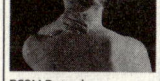

P. van Keep/L. Jaszmann

**Die Wechseljahre der Frau**

**ECON Ratgeber**

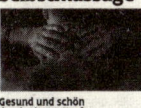

**Chris Stadtlaender Selbstmassage**

Gesund und schön durch eigene Kraft

**ECON Ratgeber**

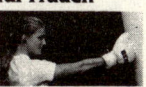

**Cornelia Dunkel H. Schulz**

**Boxgymnastik für Frauen**

Das neue Fitneßprogramm für den ganzen Körper

**ECON Ratgeber**

---

Eberlein, Gisela
*Gesund durch Autogenes Training*
132 Seiten
3 Zeichnungen
7,80 DM
ISBN 3-612-20141-7
ETB 20141

**Das Buch**
Alltagsstreß, nervöse Störungen an Herz, Kreislauf, Magen und Darm können durch Autogenes Training behoben werden. Auch bei Schlafstörungen, depressiven Verstimmungen und Angstzuständen hilft Autogenes Training. Die Autorin zeigt anhand von eindrucksvollen Beispielen aus ihrer Praxis, welche Erfolge sie mit Autogenem Training erzielte, und sie gibt konkrete Anleitungen, wie das Autogene Training von jedermann angewandt werden kann.
Dies ist ein Ratgeber für alle, die sich geistig und körperlich fit halten wollen.

**Die Autorin**
Dr. med. Gisela Eberlein unterrichtet in eigener Praxis Autogenes Training und leitet außerdem Kurse und Seminare an einer Volkshochschule sowie in Arbeitsgemeinschaften.

---

van Keep, Pieter A./ Jaszmann, Laszlo
*Die Wechseljahre der Frau*
139 Seiten
6 Zeichnungen
6,80 DM
ISBN 3-612-20013-5
ETB 20013

**Das Buch**
Der Übergang von der fruchtbaren in die nächste Lebensperiode ist für Körper und Psyche der Frau mit einschneidenden Veränderungen verbunden. Neben den rein hormonellen Umstellungen des Körpers und Nebenerscheinungen, wie Hitzewallungen, verbunden mit akuten Schweißausbrüchen, Schilddrüsenstörungen, rheumatischen Gelenkveränderungen, hat die Frau häufig mit psychischen Beschwerden, wie Depressionen und starken Schwankungen im Gefühlsleben, zu kämpfen. Dieses Buch zeigt, wie jede Frau diese Beschwerden erfolgreich durch die bewußte Auseinandersetzung mit dieser Lebensphase angehen kann.

**Die Autoren**
P. A. van Keep und L. Jaszmann, Gynäkologen, haben in diesem Buch wissenschaftlich fundierte Erfahrungen aus der klinischen Arbeit mit Frauen im Klimakterium zusammengestellt.

---

Stadtlaender, Chris
*Selbstmassage*
– Gesund und schön durch eigene Kraft –
Originalausgabe
160 Seiten
29 Zeichnungen
8,80 DM
ISBN 3-612-20067-4
ETB 20067

**Das Buch**
Schon die alten Griechen und Römer wußten um den gesundheits- und schönheitsfördernden Wert der Massage, der bis heute feststeht. Massagen sind teuer, auf Krankenschein kann man sich nur bei Krankheit und bei degenerativen Leiden massieren lassen. Um gesund und schön zu bleiben, kann man sich aber auch selbst massieren, wie, das zeigt die Autorin. Nach einer Einführung in die Geschichte der Massage, einer Erläuterung der Heil-, Sport- und Schönheitsmassagen, der Vorsichtsmaßnahmen bei Schmerzen, Entzündungen und Krampfadern beschreibt sie, wie man sich von Kopf bis Fuß selbst massieren kann, welche Griffe man kennen muß und welche selbst hergestellten Kräuteröle man verwenden kann.

**Die Autorin**
Chris Stadtlaender ist Fachjournalistin für Medizin und Kosmetik. Sie lebt in Wien.

---

Dunkel, C./Schulz, H.
*Boxgymnastik für Frauen*
Das neue Fitneßprogramm für den ganzen Körper
Originalausgabe
112 Seiten, 102 Fotos
8,80 DM
ISBN 3-612-20149-2
ETB 20149

**Das Buch**
Bei dieser neuen Gymnastikart kämpfen nicht Frauen gegen Frauen, sondern es ist eine Sportart, die den Körper besser trainiert als Aerobic und Jogging zusammen. Es ist außerdem ein Anti-Aggressions-Programm, das Streß und Ärger abbaut. Die Autorin beschreibt, welche Geräte und Kleidung benötigt werden, wie hoch der finanzielle Aufwand ist und gibt in ausführlichen Schritt-für-Schritt-Übungen zahlreiche Hinweise für richtiges Training, damit die ideale Figur erreicht werden kann.

**Die Autorin**
Cornelia Dunkel ist seit vielen Jahren Gymnastik- und Sportlehrerin und hat das Box-Training in ihr Lehrprogramm aufgenommen.

## Erste Hilfe für Kinder.

Diagram
*Soforthilfe für mein Kind*
Bei Unfällen und Krankheiten
128 Seiten
200 Zeichnungen
7,80 DM
ISBN 3-612-20115-8
ETB 20115

**Das Buch**
Wie wäscht man eine Wunde aus? Wie behandelt man Verbrennungen? Wie wird ein Finger verbunden? Was macht man bei Knochenbrüchen? Wie entfernt man einen Splitter? Was gehört in den Erste-Hilfe-Schrank? Was macht man bei Hautinfektionen?
Auf diese und viele andere Fragen gibt das Buch klare Antworten, erklärt durch über 200 Zeichnungen. Es sagt den Eltern, wie sie sich bei Kinderkrankheiten und anderen kindlichen Problemen verhalten sollen, bei Blinddarmreizung und Ohrinfektionen, bei Schock und in vielen anderen Fällen.
Dieses Buch wurde in Zusammenarbeit mit dem Deutschen Roten Kreuz erstellt und ist Begleitbuch einer ZDF-Fernsehreihe.

## Mehr Spaß am Lernen – Mehr Zeit zum Spielen.

Beyer, Günther
*So lernen Schüler leichter*
– Gedächtnis- und Konzentrationstraining –
128 Seiten, 92 Zeichnungen, 49 Übungen
6,80 DM
ISBN 3-612-20001-1
ETB 20001

**Das Buch**
Mangelhafte Konzentrationsfähigkeit und schlechtes Gedächtnis sind oft die Ursachen für ungenügende Leistungen in der Schule. Dieses Buch schafft Abhilfe: Kinder zwischen 8 und 15 Jahren erfahren, wie sie mit einfachen Lerntechniken ihr Gedächtnis schulen und ihre Konzentrationsfähigkeit erhöhen können, um besser zu werden, Spaß am schnellen Lernen zu finden und damit mehr Zeit zum Spielen zu haben.
Übungen und Kontrolltests helfen, Können und Leistungen zu steigern.

**Der Autor**
Günther Beyer ist Gründer des Eltern-Schüler-Förderkreises Nordrhein-Westfalen. Er leitet ein eigenes Institut für Creatives Lernen.
Im ECON-Verlag erschienen seine Ratgeber „Creatives Lernen", „Gedächtnis- und Konzentrationstraining" und „Superwissen durch Alpha-Training".

## Die Ängste unserer Kinder.

Eberlein, Gisela
*Ängste gesunder Kinder*
– Praktische Hilfe bei Lernstörungen –
158 Seiten
7,80 DM
ISBN 3-612-20010-0
ETB 20010

**Das Buch**
Jedes Kind kämpft mit unbewußten Ängsten, die es in irgendeiner Form hindern, zwanglos fröhlich, aktiv und spontan zu sein. Nervosität, Schlafstörungen, Kontaktschwierigkeiten, ja sogar Asthma, Stottern, Bettnässen sind Folgen dieser Ängste, die durch gezielt angewendete psychologische und pädagogische Entspannungsübungen behoben werden können. Wie, das zeigt dieses Buch.

**Die Autorin**
Dr. med. Gisela Eberlein lehrt in eigener Praxis, in Seminaren und Arbeitsgemeinschaften autogenes Training. Besonders bei Kindern erzielte sie über psychologisch und pädagogisch fundierte Entspannungsmethoden große Erfolge.

## Damit der Kindergeburtstag wirklich gelingt.

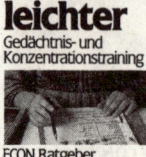

Kiskalt, Isolde
*Wir feiern eine Kinderparty*
Spiele, Rezepte, Zaubereien für 4- bis 10jährige
Originalausgabe
128 Seiten
86 Zeichnungen
7,80 DM
ISBN 3-612-20102-6
ETB 20102

**Das Buch**
Wichtig für eine Kinderparty ist die richtige Vorbereitung: Essen und Trinken, Spiele und Gewinne müssen geplant werden. Dazu findet man in diesem Buch zahlreiche Anregungen und Vorschläge.

**Aus dem Inhalt**
Vorbereitungen zu Party · Rezepte für Kindergetänke, Gebäck und kleines kaltes Büfett · Bekannte und weniger bekannte Spiele (mit Altersangabe) · Kleine Zaubereien für die Erwachsenen · Zum Ausklang des Festes: eine Tombola.

**Die Autorin**
Isolde Kiskalt ist Schriftstellerin und bringt hier ihre Erfahrungen, die sie bei Festen für ihre Tochter gewonnen hat.

*Jaturheil-*
*ıethoden und*
*eimliche*
*'rankmacher.*

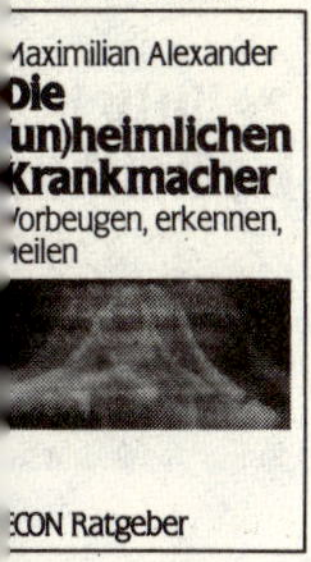

Maximilian Alexander
Die
(un)heimlichen
Krankmacher
Vorbeugen, erkennen,
heilen
ECON Ratgeber


lexander, Maxi-
ılian
*ie (un)heimlichen*
*rankmacher*
Erkennen, Heilen,
orbeugen –
riginalausgabe
14 Seiten
80 DM
BN 3-612-20039-9
TB 20039

**as Buch**
ie verborgenen rankheitsursachen nd das große Handi- ap der konservativen chulmedizin, die rankheitssymptome erden mit höchst be- enklichen Mitteln er Chemie unter- rückt.
ie moderne Natur- ıedizin aber geht auf en Menschen als anzes ein und hilft, örfelder, vergiftete offwechsellagen, Wir- elsäulenveränderun- en, nervale Blok- aden, Lymphstau- ngen, Psychotoxine, lutdruck, Durchblu- ıngsstörungen, Sau- rstoffmangel, Aller- ien, Wetterfühligkeit nd Therapieschäden ı normalisieren. Ein rankheits- und Heil- ittelregister schließt as Buch ab.

**er Autor**
laximilian Alexan- er arbeitet seit vielen ıhren als freier Jour- alist und Schriftstel- :r. Seine Spezialge- iete sind Medizin nd Naturheilkunde.

*Biomedizin –*
*die natürliche*
*Alternative.*

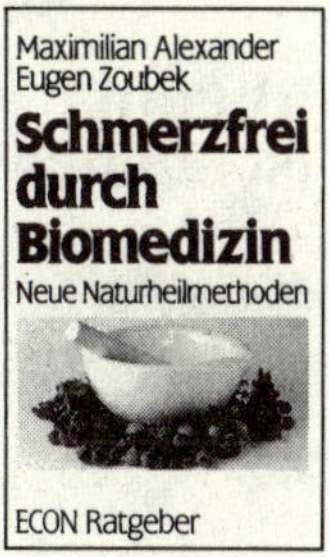

Maximilian Alexander
Eugen Zoubek
Schmerzfrei
durch
Biomedizin
Neue Naturheilmethoden
ECON Ratgeber


Alexander, Maximi-
lian/Zoubek, Eugen
*Schmerzfrei*
*durch Biomedizin*
– Neue Naturheil-
methoden –
143 Seiten
6,80 DM
ISBN 3-612-20000-3
ETB 20000

**Das Buch**
Akute und chronische Schmerzzustände sind das Schicksal vieler Menschen und können oft einen Lebensweg beeinflussen und prägen. Die Biomedizin bietet eine natürliche Alternative zu den herkömmlichen Schmerzmitteln.
Wirksame Präparate, auf rein biologischer Basis hergestellt, helfen Schmerzen ohne schädliche Nebenwirkungen überwinden, mobilisieren Eigenkräfte und setzen einen natürlichen Heilungsprozeß in Gang. Anhand zahlreicher Praxisbeispiele zeigen die Autoren, mit welchen Mitteln der modernen Naturmedizin der Mensch Krankheiten und Schmerzen vorbeugen und sich selbst erfolgreich behandeln kann.

**Die Autoren**
Maximilian Alexander arbeitet seit vielen Jahren als freier Journalist und Schriftsteller. Seine Spezialgebiete sind Medizin und Naturheilkunde.
Eugen Zoubek ist Homöopath und Arzt.

*Nie mehr*
*Verstopfung.*

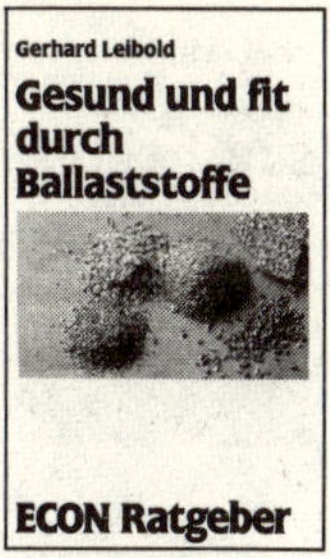

Gerhard Leibold
Gesund und fit
durch
Ballaststoffe
ECON Ratgeber


Leibold, Gerhard
*Gesund und fit*
*durch Ballaststoffe*
Originalausgabe
140 Seiten
5 Zeichnungen
7,80 DM
ISBN 3-612-20082-8
ETB 20082

**Das Buch**
Ballaststoffe sind wichtige Bestandteile der menschlichen Nahrung. Der Autor schildert die Notwendigkeit der Verwendung und die Gefahren für die Gesundheit bei Mangel an Ballaststoffen.

**Aus dem Inhalt**
Was sind Ballaststoffe? · Natürliche Ballaststoffquellen · Stuhlgang ohne Probleme · Regulierung der Blutfett- und Blutzuckerwerte · Vorbeugung von Krebskrankheiten · Krank durch Ballaststoffmangel · Richtige Ernährung · Rezepte für ballaststoffreiche Ernährung.

**Der Autor**
Gerhard Leibold ist erfahrener Heilpraktiker und Autor zahlreicher Sachbücher.

*Krankheiten*
*erkennen und*
*selbst*
*behandeln.*

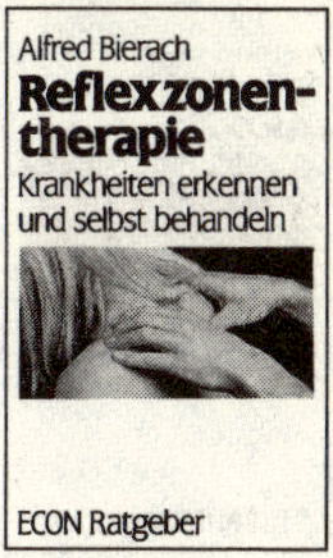

Alfred Bierach
Reflexzonen-
therapie
Krankheiten erkennen
und selbst behandeln
ECON Ratgeber


Bierach, Alfred
*Reflexzonentherapie*
– Krankheiten
erkennen und selbst
behandeln –
123 Seiten
89 Zeichnungen
46 Fotos
6,80 DM
ISBN 3-612-20002-X
ETB 20002

**Das Buch**
Geistige Anspannung und körperliche Verkrampfung führen oft zu Verhärtung oder Knötchen, da von den inneren Organen Reflexbahnen zur Körperdecke laufen, die diese verändern. Durch Reflexzonenmassage kann man über bestimmte Gebiete der Körperdecke auf innere Organe einwirken, Schmerz lindern oder heilen.
Die exakte Bebilderung in diesem Buch zeigt, welche Körperzonen bei welchen Erkrankungen behandelt werden sollen.

**Der Autor**
Alfred Bierach leitet eine eigene Praxis für Psychotherapie und Naturheilkunde am Bodensee. Seit Jahren wendet er Reflexzonenmassage erfolgreich an.

## AIDS wurde zum Schrecken der Welt.

**Karl Heinz Reger**
**Petra Haimhausen**

# AIDS

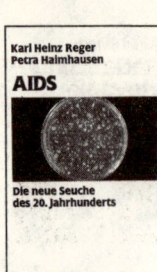

Die neue Seuche
des 20. Jahrhunderts

**ECON Ratgeber**

Reger, Karl Heinz/
Haimhausen, Petra
*AIDS*
– Die neue Seuche
des 20. Jahrhunderts –
134 Seiten
8,80 DM
ISBN 3-612-20084-4
ETB 20084

**Das Buch**
Dieses Buch soll Aufklärung schaffen, es offenbart alles, was heute über diese verhängnisvolle Krankheit und ihre Entstehung bekannt ist.

**Aus dem Inhalt**
Fünf Schicksale, die am Beginn einer neuen Epidemie stehen · So kann AIDS entstehen · Wie AIDS in den Körper gelangt · Krankheitserreger, die für AIDS-Kranke tödlich sein können · Was Ärzte heute gegen AIDS tun können · Wie AIDS-Gefährdete sich schützen können.

**Die Autoren**
Karl Heinz Reger ist Journalist und Sachbuchautor medizinischer Themen.
Dr. med. Petra Haimhausen ist Ärztin.

---

## Jeder 5. Deutsche reagiert allergisch.

Wolf Ulrich

# Allergien sind heilbar

Hilfe bei Heuschnupfen und anderen allergischen Krankheiten

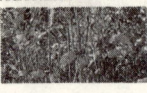

**ECON Ratgeber**

Ulrich, Wolf
*Allergien
sind heilbar*
– Hilfe bei Heuschnupfen und anderen allergischen Krankheiten –
159 Seiten
14 Zeichnungen
8,80 DM
ISBN 3-612-20023-2
ETB 20023

**Das Buch**
Tränende Augen, Schnupfnase, geschwollene Schleimhäute oder absinkender Blutdruck sind typische Symptome für Allergien, die ausgelöst werden können durch Pilzsporen oder Pollen, durch Medikamente, Mehl, verschiedene Fasern, Milch, Obst, Fisch oder Eier. Beschrieben wird, welche Krankheitsbilder mit welchen Symptomen allergisch bedingt sind, welche Diagnosemethoden es gibt, welche Vor- und Nachteile sie haben und wie Allergien behandelt werden können.

**Der Autor**
Dr. med. Wolf Ulrich ist Medizinjournalist und Verfasser anderer Bücher. Im ECON-Verlag erschienen seine Ratgeber „Schmerzfrei durch Akupressur und Akupunktur", „Zellulitis ist heilbar" und „Haare pflegen und erhalten".

---

## Rheuma: Die Geißel Nummer 1.

Maximilian Alexander

# Rheuma ist heilbar

Neueste Naturheilmethoden

**ECON Ratgeber**

Alexander, Maximilian
*Rheuma ist heilbar*
– Neueste Naturheilmethoden –
142 Seiten
7,80 DM
ISBN 3-612-20017-8
ETB 20017

**Das Buch**
Mindestens vier Prozent der Menschheit ist an Rheuma erkrankt. Die herkömmliche Medizin hat diese Krankheit mit ihren verheerenden Folgen für Patient, Staat und Volkswirtschaft nicht in den Griff bekommen können.
In diesem Buch werden hochwirksame Naturheilmethoden gegen den gesamten Rheumakomplex dargestellt. Bei konsequenter Anwendung kann mit Naturheilmitteln dieses Leiden gelindert werden, eine neue Hoffnung besteht zurecht.

**Der Autor**
Maximilian Alexander arbeitet seit vielen Jahren als Medizin-Journalist.

---

## Jede dritte Frau leidet unter Orangenhaut.

Wolf Ulrich

# Zellulitis ist heilbar

Orangenhaut –
vorbeugen und selbst
behandeln

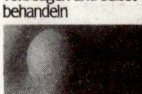

**ECON Ratgeber**

Ulrich, Wolf
*Zellulitis ist heilbar*
– Orangenhaut vorbeugen und selbst behandeln –
128 Seiten
51 Fotos
6,80 DM
ISBN 3-612-20012-7
ETB 20012

**Das Buch**
Zellulitis ist heilbar. Der Autor erklärt, w. Zellulitis entsteht, un schildert, wie man Ze lulitis erfolgreich vo beugen kann und s heilt. Er entwickelte e mehrstufiges Ant Zellulitis-Programr mit dem er durch L bensführung, richtig Ernährung, Sport un Gymnastik, Massag Medikamente un viel Geduld in zeh Wochen diese häß che Krankheit heile kann. 51 Fotos erlä tern sein Programm und erleichtern de Leser, es allein durchzuführen.

**Der Autor**
Dr. med. Wolf Ulric ist Facharzt für Hau krankheiten.

| ...ewußter ...eben und ...rleben. | Der Weg zum inneren Reich. | Wir sind alle auf demselben Weg. | Schlank im Schlaf. |
|---|---|---|---|

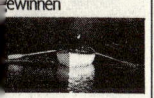

**...arie-Luise Stangl**
## ...ede Minute ...innvoll ...eben
...ertrauen zu sich selbst ...ewinnen

...CON Ratgeber

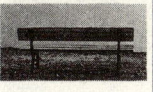

**Bernhard Müller-Elmau**
## Kräfte aus der Stille
Die transzendentale Meditation

ECON Ratgeber

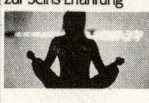

**Marie-Luise Stangl**
## Die Welt der Chakren
Praktische Übungen zur Seins-Erfahrung

ECON Ratgeber

**Alfred Bierach**
## Schlank im Schlaf durch vertiefte Entspannung
Die SIS-Methode

ECON Ratgeber

---

...angl, Marie-Luise
*...de Minute ...nvoll leben*
– Vertrauen zu sich ...lbst gewinnen –
...3 Seiten
...80 DM
...BN 3-612-20015-1
...TB 20015

Müller-Elmau, Bernhard
*Kräfte aus der Stille*
– Die transzendentale Meditation –
191 Seiten
7,80 DM
ISBN 3-612-20021-6
ETB 20021

Stangl, Marie-Luise
*Die Welt der Chakren*
– Praktische Übungen zur Seins-Erfahrung –
Originalausgabe
107 Seiten
49 Zeichnungen
5,80 DM
ISBN 3-612-20022-4
ETB 20022

Bierach, Alfred
*Schlank im Schlaf durch vertiefte Entspannung*
– Die SIS-Methode –
144 Seiten, 1 Grafik
6,80 DM
ISBN 3-612-20008-9
ETB 20008

---

**...as Buch**
...ne der besten Ken-...erinnen der al-...n chinesisch-japani-...chen Weisheiten des ...n-Buddhismus ver-...lft dem Leser – von ...r Hausfrau bis hin ...m Top-Manager – ...a einem neuen Ver-...ändnis seiner selbst. ...e beschreibt, wie ...an durch Bewußt-...erdung ganz alltäg-...che Tätigkeiten und ...errichtungen – wie ...ehen, Stehen, Lau-...en, Essen, Arbeiten – ...ein Leben und seine ...ersönlichkeit ein-...nglicher und beja-...end erlebt und er-...ßt, wie man sich von ...ngst, Zerrissenheit, ...elbstentfremdung ...nd aus innerer Ein-...amkeit löst und da-...urch neue Lebens-...raft schöpft.

**...ie Autorin**
...arie-Luise Stangl lei-...t im Odenwald, zu-...ammen mit ihrem ...ann Dr. Anton ...angl, seit vielen Jah-...en Seminare zur Per-...önlichkeitsbildung ...urch Entspannungs-...chniken.

**Das Buch**
Ohne Bewußtsein könnten wir nichts von unserem Dasein als Mensch wissen. Trans-zendentale Medita-tion führt den Men-schen wieder in die Bereiche des Seelisch-Geistigen zurück und erschließt ihm sein in-neres Reich und ein Bewußtsein, in dem Liebe, Glück und Würde ihren ange-stammten Platz ein-nehmen können.

**Der Autor**
Bernhard Müller-El-mau leitet Schloß El-mau am Wetterstein, das sein Vater als Stät-te geistiger Erholung geschaffen hat. Er be-schäftigt sich seit vie-len Jahren mit Trans-zendentaler Medita-tion. Während eines Studienaufenthaltes in Indien traf er Maharis-hi Mahesh Yogi, der dies erste deutsche Buch über Transzen-dentale Meditation gut geheißen hat.

**Das Buch**
Die Lehre von den Chakren – eine indi-sche Lehre – handelt von den menschli-chen Kraftzentren, den Zentren, in denen der Mensch die Schwingungen seiner Lebensenergie oder Lebenskraft aus dem Kosmos, der unmerk-lichen Quelle seines Seins aufnimmt. Die-ses Buch soll dem Le-ser helfen, bewußter zu leben, sein Denken und Fühlen im Hier und Jetzt zu zentrieren, sich zu entspannen, Zuversicht, Vertrauen, Frieden und Liebe zu finden.

**Die Autorin**
Marie-Luise Stangl ist Entspannungspäd-agogin. Sie leitet seit vielen Jahren, zusam-men mit ihrem Mann Dr. Anton Stangl, Se-minare zur Selbster-fahrung und Selbst-verwirklichung durch Eutonie und Zen.

**Das Buch**
Durch vertiefte Ent-spannung im Schlaf schlank werden, dies ist eine neue Methode, die all jenen zu emp-fehlen ist, die ohne Mühe schlank werden und endlich wieder ihr Normalgewicht er-reichen wollen. Im Zu-stand tiefster Entspan-nung suggeriert der Mensch seinem Un-terbewußtsein ein ver-ändertes Ernährungs-prinzip und kann so bei Bewußtsein mühe-los den neuen Weg einhalten. Eine wis-senschaftliche und praxiserprobte Me-thode, die in psycho-somatischen Kliniken angewandt wird.

**Der Autor**
Dr. Alfred Bierach, Psychotherapeut und Naturheilkundler, ist in eigener Praxis am Bodensee tätig. Mit der SIS-Methode hat er vielen Patienten geholfen, schlank zu werden.

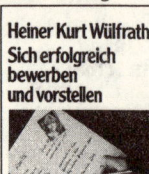
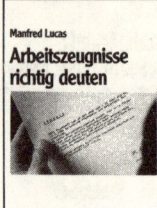
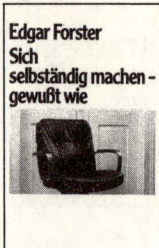
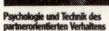